解表药

发散风寒药

麻黄

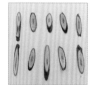

桂枝

紫苏叶

生姜

香薷

荆芥

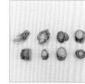

防风

羌活

藁本

白芷

细辛

苍耳子

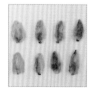

辛夷

U0214603

薄荷

牛蒡子

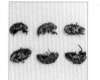

蝉蜕

桑叶

菊花

蔓荆子

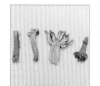

柴胡

升麻

葛根

淡豆豉

浮萍

木贼

清热药

清热泻火药

石膏

寒水石

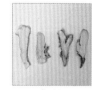

知母

芦根

天花粉

淡竹叶

鸭跖草

栀子

夏枯草

决明子

谷精草

密蒙花

青葙子

清热燥湿药

黄芩

黄连

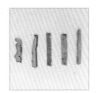

黄柏

龙胆

秦皮

苦参

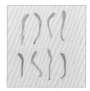
金银花

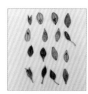
连翘

穿心莲

大青叶

板蓝根

青黛

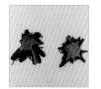
贯众

蒲公英

紫花地丁

野菊花

漏芦

土茯苓

鱼腥草

大血藤

射干

山豆根

马勃

白头翁

马齿苋

鸦胆子

山慈菇

玄参

牡丹皮

赤芍

紫草

水牛角

青蒿

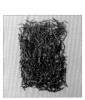

白薇

地骨皮

银柴胡

胡黄连

泻下药

攻下药

大黄

芒硝

番泻叶

润下药

火麻仁

郁李仁

峻下逐水药

甘遂

芫花

牵牛子

祛风湿药

祛风寒湿药

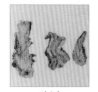

独活

威灵仙

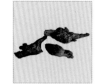

川乌

蕲蛇

乌梢蛇

木瓜

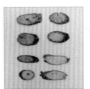
青风藤

秦艽

防己

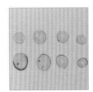
桑枝

豨莶草

络石藤

五加皮

桑寄生

狗脊

化湿药

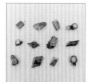

藿香

佩兰

苍术

厚朴

砂仁

豆蔻

草果

利水渗湿药

利水消肿药

茯苓

薏苡仁

猪苓

泽泻

冬瓜皮

香加皮

车前子

滑石粉

木通

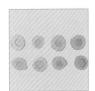
通草

瞿麦

萹蓄

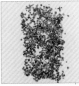
地肤子

海金沙

石韦

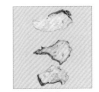
萆薢

利湿退黄药

茵陈

金钱草

虎杖

温里药

附子

干姜

肉桂

吴茱萸

小茴香

丁香

高良姜

花椒

理气药

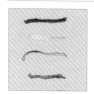
陈皮

青皮

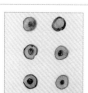
枳实

木香

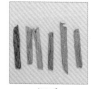
沉香

檀香

川楝子

乌药

荔枝核

香附

佛手

薤白

大腹皮

消食药

山楂

神曲

麦芽

稻芽

莱菔子

鸡内金

驱虫药

使君子

苦楝皮

槟榔

榧子

止血药

凉血止血药

小蓟

大蓟

地榆

槐花

侧柏叶

白茅根

化瘀止血药

三七

茜草

蒲黄

降香

白及

仙鹤草

棕榈炭

血余炭

温经止血药

艾叶

炮姜

活血化瘀药

活血止痛药

川芎

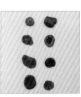

延胡索

郁金

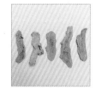

姜黄

乳香

没药

五灵脂

丹参

红花

桃仁

益母草

泽兰

川牛膝

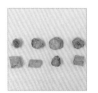
怀牛膝

鸡血藤

王不留行

活血疗伤药

土鳖虫

自然铜

苏木

骨碎补

莪术

三棱

水蛭

穿山甲

化痰止咳平喘药

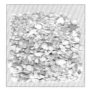
半夏

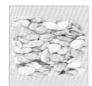
法半夏

姜半夏

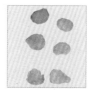
清半夏

天南星

制天南星

白芥子

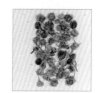
旋覆花

白前

清化热痰药

川贝母

浙贝母

瓜蒌

瓜蒌子

竹茹

天竺黄

前胡

桔梗

海藻

昆布

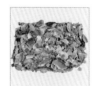
海蛤壳

止咳平喘药

苦杏仁

紫苏子

百部

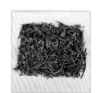
紫菀

款冬花

枇杷叶

桑白皮

葶苈子

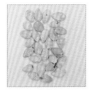
白果

安神药

重镇安神药

朱砂

磁石

龙骨

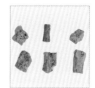
琥珀

养心安神药

酸枣仁

柏子仁

首乌藤

合欢皮

远志

平肝息风药

石决明

珍珠母

牡蛎

代赭石

刺蒺藜

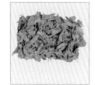
罗布麻叶

钩藤

天麻

地龙

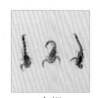
全蝎

蜈蚣

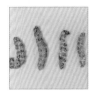

僵蚕

开窍药

冰片

石菖蒲

补虚药

补气药

人参

西洋参

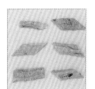

党参

太子参

黄芪

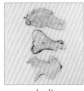

白术

山药

白扁豆

19

甘草

大枣

蜂蜜

补阳药

鹿茸

淫羊藿

巴戟天

仙茅

杜仲

续断

肉苁蓉

锁阳

补骨脂

益智仁

菟丝子

沙苑子

蛤蚧

冬虫夏草

当归

熟地黄

白芍

阿胶

何首乌

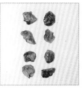
龙眼肉

补阴药

北沙参

南沙参

百合

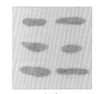
麦冬

天冬

石斛

玉竹

制黄精

枸杞子

墨旱莲

女贞子

龟甲

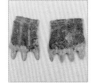

鳖甲

楮实子

收涩药

固表止汗药

麻黄根

浮小麦

敛肺涩肠药

五味子

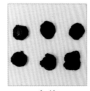

乌梅

五倍子

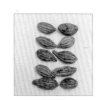

诃子

肉豆蔻

赤石脂

固精缩尿止带药

山茱萸

桑螵蛸

金樱子

海螵蛸

莲子

芡实

椿皮

攻毒杀虫止痒药

雄黄

硫黄

白矾

蛇床子

蟾酥

蜂房

拔毒化腐生肌药

炉甘石

掌阅中医课程系列

中药

速速强记法

黄　泳
张治楠
主编

海峡出版发行集团
THE STRAITS PUBLISHING & DISTRIBUTING GROUP

福建科学技术出版社
FUJIAN SCIENCE & TECHNOLOGY PUBLISHING HOUSE

图书在版编目 (CIP) 数据

中药速速强记法 / 黄泳 , 张治楠主编 . —福州：
福建科学技术出版社 , 2021.6（2024.10 重印）
（掌阅中医课程系列）
ISBN 978-7-5335-6386-8

Ⅰ . ①中… Ⅱ . ①黄… ②张… Ⅲ . ①中药学 – 基本
知识 Ⅳ . ① R28

中国版本图书馆 CIP 数据核字（2021）第 039486 号

书　　名　中药速速强记法
　　　　　　掌阅中医课程系列
主　　编　黄泳　张治楠
出版发行　福建科学技术出版社
社　　址　福州市东水路76号（邮编350001）
网　　址　www.fjstp.com
经　　销　福建新华发行（集团）有限责任公司
印　　刷　福建新华联合印务集团有限公司
开　　本　787毫米×1092毫米　1/32
印　　张　6.25
插　　页　16
字　　数　131千字
版　　次　2021年6月第1版
印　　次　2024年10月第4次印刷
书　　号　ISBN 978-7-5335-6386-8
定　　价　29.80元
　　　　　书中如有印装质量问题，可直接向本社调换

图片形象记忆

解表药

发散风寒药

麻黄	桂枝	紫苏叶	生姜
香薷	荆芥	防风	羌活
藁本	白芷	细辛	苍耳子
辛夷			

图片形象记忆：将书中涉及中药以图片形式展现，使读者对药材有清晰的第一印象。

麻　黄

【歌诀记忆】 麻黄辛苦散风寒，咳喘能平水肿安；

痰核阴疽及湿痹，津亏血热禁煎尝。

【性味归经】 辛、微苦，温。归肺、膀胱经。

【功效主治】

功效	主治
发汗解表△△△[注]	风寒感冒
宣肺平喘△△	咳嗽气喘
利水消肿△	风水水肿
散寒通滞△	风寒痹证、阴疽、痰核

【用法用量】 煎服，2～9g。发汗解表宜生用，止咳平喘多炙用。

【使用注意】 发汗宣肺力强，凡表虚自汗、阴虚盗汗及肺肾虚喘者均当慎用。

鉴别比较记忆

药物	同	异			
		燥湿健脾	止呕	解暑	祛风散寒、明目
苍术	芳香化湿	++	—	—	++
藿香		+	+++	+++	——
佩兰		+	—	+++	—

药物	同	异	
		下气除满消痰	祛风散寒
厚朴	苦温燥湿	+++	—
苍术		—	++

药物	同	异	
		偏行部位	特点
豆蔻	化湿行气、温中止呕、止泻	中上焦	温中偏在胃而善止呕
砂仁		中下焦	温中重在脾而善止泻

　　中医药蕴含着中华民族几千年的健康养生理念及实践经验，是中华文明的一个瑰宝，凝聚着中华民族的伟大智慧。在党和政府的领导下，中医药发展迎来了春天，中医药学科迅速发展，群众基础不断扩大。中医药知识体系庞杂，中医药学专业的学生，学习任务繁重，亟须系统高效的学习和记忆方法；有防病保健需求的群众，缺乏基础理论，理解困难，亟须简明易懂的知识点拨。

　　本系列丛书面向正在学习中医药的学生和普通大众，内容涵盖中医诊断、中药、方剂、经络腧穴等中医基础学科知识。丛书以国家规划教材为主要依据提炼重要知识点，利用图片形象记忆、歌诀快速记忆、理解比较记忆等由浅入深的记忆方法进行知识点梳理，并配合表格、图片、音视频，将庞杂的知识体系简单化、直观化、具象化，为读者提供中医药学习识记、查阅、理解的掌上工具书，帮助其提高学习效率。

　　值得一提的是，丛书将配合课程识记电子读物，将知识装进手机，让"知识"可以随身携带，方便读者随时随地查阅、识记，利用碎片时间将重要知识点一网打尽。

　　由于作者水平有限，书中难免存在疏漏。不当之处，恳请读者朋友给予批评指正，不胜感激！

黄　泳

2021 年 1 月于广州

目录

CONTENTS

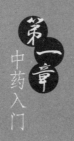

第一节　中药的性能

四气温凉与热寒，五味辛甘酸苦咸；
升降浮沉与补泻，归经心肺肾脾肝。

四气

寒热温凉四气真，温热属阳寒凉阴；
温次热来凉次寒，程度差异在其间。
寒凉治疗阳热病，温热药物散阴寒；
另有一些平性药，寒热偏性不明显。

五味

五味辛甘酸苦咸，另有淡味涩味添；
涩附于酸淡附甘，阴阳属性须分辨；
辛甘淡味属于阳，阴性所属酸苦咸。
辛味行气又行血，治疗表证可发散；
甘味补虚和中调，缓急止痛解毒验；
酸味收敛又固涩，久咳久泻遗滑汗；
涩似酸味能固涩，固精止带止血敛；
苦味能泄又能燥，咸味泻下可软坚；
淡味渗湿可利水，治疗水肿通小便。

升降浮沉

药有升降与浮沉，作用趋向规律循。

升浮属阳主发散，涌吐开窍效果真；

沉降属阴可收敛，清热利水镇安神。

潜阳息风消导滞，降逆止呕止咳喘；

病变上表用升浮，在下在里用降沉。

升浮性味辛甘热，沉降酸苦咸涩寒；

花叶皮枝轻升浮，子仁矿壳重降沉。

唯独旋覆花沉降，苍耳子升解表宣；

酒炒则升姜炒散，盐炒下行醋收敛。

归经

药物作用有侧重，归经定位要记清。

泄泻食少脾经药，咳嗽痰喘肺经从；

肺热心火肝胃火，分别选药效果灵。

引起头痛原因多，性质部位各不同。

葛根白芷治阳明，羌活善治太阳经；

柴胡少阳细少阴，吴茱萸治厥阴疼。

含毒

下列中药含有毒：马钱子与生川乌，

生白附子天仙子，铅丹巴豆与蟾酥，

生半夏与洋金花，大戟南星生草乌，

芫花人言白粉霜，官粉红粉轻粉毒，

水银雄黄白降丹，斑蝥甘遂与商陆，

红粉硫黄闹羊花，硇砂藤黄与狼毒，

山葱红娘千金子，用药谨慎不马虎。

第二节　中药的配伍

相须相使与相畏，相杀相恶相反畏，
相须相使药协同，相使主辅须平行，
相畏相杀减毒副，相恶某种功效无，
相反十八畏十九，配伍禁忌要记熟。

十八反歌

本草言明十八反，半蒌贝蔹及攻乌；
藻戟遂芫俱战草，诸参辛芍叛藜芦。

十九畏歌

硫黄原是火中精，朴硝一见便相争；
水银莫与砒霜见，狼毒最怕密陀僧；
巴豆性烈最为上，偏与牵牛不顺情；
丁香莫与郁金见，牙硝难合京三棱；
川乌草乌不顺犀，人参最怕五灵脂；
官桂善能调冷气，若逢石脂便相欺。

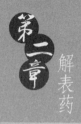

第一节　发散风寒药

麻　黄

【歌诀记忆】麻黄辛苦散风寒，咳喘能平水肿安；

　　　　　　痰核阴疽及湿痹，津亏血热禁煎尝。

【性味归经】辛、微苦，温。归肺、膀胱经。

【功效主治】

功效	主治
发汗解表△△△[注]	风寒感冒
宣肺平喘△△	咳嗽气喘
利水消肿△	风水水肿
散寒通滞△	风寒痹证、阴疽、痰核

【用法用量】煎服，2~9g。发汗解表宜生用，止咳平喘多炙用。

【使用注意】发汗宣肺力强，凡表虚自汗、阴虚盗汗及肺肾虚喘者均当慎用。

桂　枝

【歌诀记忆】汗出恶风用桂枝，辛温去痹感寒施；

――――――――――――

[注]：本书中"△△△""△△""△"分别表示该药此功效的使用频率或考查频率的高低。

通阳止痛舒经脉，营卫调和治表虚。

【性味归经】辛、甘，温。归心、肺、膀胱经。

【功效主治】

功效	主治
发汗解表△△	风寒感冒
温通经脉△△	寒凝血滞诸痛
助阳化气△	痰饮、蓄水、心悸

【用法用量】煎服，3~9g。

【使用注意】辛温助热，易伤阴动血，凡有外感热病、阴虚火旺、血热妄行等证者均忌用。孕妇及月经过多者慎用。

紫　苏

【歌诀记忆】紫苏辛温散表寒，宽中行气脾胃健；

　　　　　　鱼蟹诸毒都能解，生怀六甲把胎安。

【性味归经】辛，温。归肺、脾经。

【功效主治】

功效	主治
解表散寒△	风寒感冒
行气宽中△	脾胃气滞、胸闷呕吐
理气安胎△△	妊娠恶阻
解鱼蟹毒△	鱼蟹中毒

【用法用量】煎服，5~9g，不宜久煎。

生　姜

【歌诀记忆】生姜本是寻常物，散寒温中效却殊；

　　　　　　止呕消痰开胃气，能去南星半夏毒。

【性味归经】辛，温。归肺、脾、胃经。

【功效主治】

功效	主治
解表散寒△	风寒感冒
温胃止呕△△△	脾胃寒证、胃寒呕吐
温肺止咳△△	肺寒咳嗽
解毒△	生半夏、生南星、鱼蟹中毒

【用法用量】煎服，3~9g；或捣汁服。

【使用注意】助火伤阴，故热盛及阴虚内热者忌服。

香　薷

【歌诀记忆】香薷味辛性微温，暑月寒中效如神；

化湿和中治吐泻，利水消肿脚气灵。

【性味归经】辛，微温。归肺、脾、胃经。

【功效主治】

功效	主治
发汗解表△△	风寒感冒而兼脾胃湿困
化湿和中，利水消肿△	水肿脚气

【用法用量】煎服，3~9g。用于发表，量不宜过大，且不宜久煎；用于利水消肿，量宜稍大，且须浓煎。

【使用注意】辛温发汗之力较强，表虚有汗及暑热证者忌用。

荆　芥

【歌诀记忆】荆芥散风又解表，透疹又把毒疮消；

风疹瘙痒寒热用，炒炭止血理血良。

【性味归经】辛，微温。归肺、肝经。

【功效主治】

功效	主治
祛风解表△△	外感表证
透疹消疮△△	麻疹不透、风疹瘙痒、疮疡初起兼表证
炒炭理血止血△	吐衄下血

【用法用量】煎服，5~9g，不宜久煎。发表透疹消疮宜生用，止血宜炒用；荆芥穗更长于祛风。

───────────── **防　风** ─────────────

【歌诀记忆】防风发表又解痉，祛风胜湿有奇功；
　　　　　　感冒头痛风疹痒，风湿痹病痛泻灵。

【性味归经】辛、甘，微温。归膀胱、肝、脾经。

【功效主治】

功效	主治
祛风解表△△	外感表证、风疹瘙痒
胜湿止痛△△	风湿痹痛
平息内风△	破伤风证
疏肝理脾△△	脾虚泄泻

【用法用量】煎服，9~12g。

【使用注意】药性偏温，阴血亏虚、热病动风者不宜使用。

───────────── **羌　活** ─────────────

【歌诀记忆】羌活其物状若蚕，解表散寒太阳端；
　　　　　　疗痹祛风胜湿药，能解肢节疼痛难。

【性味归经】辛、苦，温。归膀胱、肾经。

【功效主治】

功效	主治
解表散寒△	风寒感冒
祛风散寒，胜湿止痛△△△	风寒湿痹

【用法用量】煎服，3~9g。

【使用注意】辛香温燥之性较烈，故阴血亏虚者慎用。用量过多，易致呕吐，脾胃虚弱者不宜服。

藁　本

【歌诀记忆】藁本擅疗巅顶痛，药有发表散寒功；
　　　　　　风寒湿气杂为痹，用之除湿亦祛风。

【性味归经】辛，温。归膀胱经。

【功效主治】

功效	主治
祛风散寒△	风寒感冒，巅顶疼痛
除湿止痛△	风寒湿痹

【用法用量】煎服，3~9g。

【使用注意】辛温香燥，凡阴血亏虚、肝阳上亢、火热内盛之头痛者忌服。

白　芷

【歌诀记忆】白芷解表散寒灵，祛风止痛发痈脓；
　　　　　　燥湿止带妇人病，功在阳明鼻窍通。

【性味归经】辛，温。归肺、胃、大肠经。

【功效主治】

功效	主治
解表散寒△	风寒感冒
祛风止痛△△	头痛、牙痛、风湿痹痛
通鼻窍△△△	鼻渊
燥湿止带△	带下
消肿排脓△	疮痈肿毒

【用法用量】煎服，3~9g。外用适量。

【使用注意】辛香温燥，阴虚血热者忌服。

细　辛

【歌诀记忆】细辛散寒祛头风，温肺化痰通窍灵；

太少两经头身痛，寒饮咳喘痹痛功。

【性味归经】辛，温。有小毒。归心、肺、肾经。

【功效主治】

功效	主治
解表散寒△△	风寒感冒
祛风止痛△	头痛、牙痛、风湿痹痛
通窍△△△	鼻渊
温肺化饮△△	肺寒咳喘

【用法用量】煎服，1~3g；散剂每次服0.5~1g。外用适量。

【使用注意】阴虚阳亢头痛、肺燥伤阴干咳者忌用。不宜与藜芦同用。

苍耳子

【歌诀记忆】苍耳遍地莫需寻，通窍疗渊却如神；

风寒外感头痛甚，风湿痹病痛亦疗。

【性味归经】辛、苦，温。有毒。归肺经。

【功效主治】

功效	主治
祛风解表△	风寒感冒
宣通鼻窍△△	鼻渊
除湿止痛△	风湿痹痛

【用法用量】煎服，3~9g；或入丸散服。

【使用注意】血虚头痛者不宜服用。过量服用易致中毒。

―――――― 辛 夷 ――――――

【歌诀记忆】辛夷树上木兰花，花蕾入药本一家；
　　　　　　宣通鼻窍治鼻渊，风寒外感头目眩。

【性味归经】辛，温。归肺、胃经。

【功效主治】

功效	主治
发散风寒△	风寒感冒
通鼻窍△△	鼻塞、鼻渊

【用法用量】煎服，3~9g，有毛，易刺激咽喉，入汤剂宜用纱布包煎。外用适量。

【使用注意】鼻病因于阴虚火旺者忌服。

第二节　发散风热药

―――――― 薄 荷 ――――――

【歌诀记忆】薄荷归经是肺肝，辛凉解表疏风热；
　　　　　　疏肝行气利头目，利咽透疹辟湿浊。

【性味归经】辛，凉。归肺、肝经。

功效	主治
疏散风热，清利头目△△△	风热感冒、温病初起、风热头痛目赤
利咽透疹△△	咽喉肿痛、麻疹不透、风疹瘙痒
疏肝行气△	肝郁气滞、胸闷胁痛
辟秽△	痧胀、腹痛、吐泻

【功效主治】

【用法用量】煎服，3~6g，宜后下。薄荷叶长于发汗解表，薄荷梗偏于行气和中。

【使用注意】芳香辛散，发汗耗气，故体虚多汗者不宜使用。

牛蒡子

【歌诀记忆】牛蒡辛苦利咽良，归肺胃经寒凉物；

解毒消肿透风疹，疏散风热清肺痰。

【性味归经】辛、苦，寒。归肺、胃经。

【功效主治】

功效	主治
疏散风热△△△	风热感冒、温病初起
宣肺祛痰△△	风热犯肺或肺热咳痰不畅
解毒透疹△△	麻疹不透、风疹瘙痒
利咽消肿△△	热毒疮肿、咽喉肿痛

【用法用量】煎服，6~12g。炒用可使其苦寒及滑肠之性略减。

【使用注意】性寒，滑肠通便，故气虚便溏者慎用。

蝉　蜕

【歌诀记忆】疏散风热用蝉蜕，苦寒清热归肝肺；

止痉明目翳障退，利咽开音透麻疹。

11

【性味归经】甘，寒。归肺、肝经。

【功效主治】

功效	主治
疏散风热，利咽开音△△△	风热感冒、温病初起、咽痛喑哑
透疹止痒△△	麻疹不透、风疹瘙痒
明目退翳△△	目赤翳障
息风止痉△	急慢惊风、破伤风

【用法用量】煎服，3~6g；或单味研末冲服。一般疾病用量宜小，止痉则需大量。

【使用注意】《名医别录》有"主妇人生子不下"的记载，故孕妇当慎用。

桑　叶

【歌诀记忆】桑叶甘苦处处生，清肺润燥抑肝阳；

　　　　　　明目镇咳散风热，凉血止血疗外感。

【性味归经】甘、苦，寒。归肺、肝经。

【功效主治】

功效	主治
疏散风热△△△	风热感冒、温病初起
清肺润燥△△	肺热咳嗽、燥热咳嗽
平肝明目△△	肝阳上亢、目赤昏花
凉血止血△	血热妄行

【用法用量】煎服，5~9g；或入丸散服。外用煎水洗眼。桑叶蜜制能增强润肺止咳的作用，故肺燥咳嗽多用蜜制桑叶。

【使用注意】苦寒伤胃，脾胃虚寒者忌用。

菊　花

【歌诀记忆】菊花苦甘辛微寒，平息初温散风热；

　　　　　　清热解毒疗疮痈，功擅明目抑肝阳。

【性味归经】辛、甘、苦，微寒。归肺、肝经。

【功效主治】

功效	主治
疏散风热△△△	风热感冒、温病初起
平肝明目△△	肝阳上亢、目赤肿痛、肝阴不足、眼目昏花
清热解毒△	疮痈肿毒

【用法用量】煎服，5~9g。疏散风热宜用黄菊花，平肝、清肝明目宜用白菊花。

蔓荆子

【歌诀记忆】蔓荆微寒味辛苦，归属肝胃膀胱经；

　　　　　　轻浮上行疏风热，善疗面疾清头目。

【性味归经】辛、苦，微寒。归膀胱、肝、胃经。

【功效主治】

功效	主治
疏散风热，清利头目△△△	风热感冒、头昏头痛、目赤肿痛、耳鸣耳聋
祛风止痛△	风湿痹痛

【用法用量】煎服，5~9g。

柴　胡

【歌诀记忆】柴胡苦辛归肝胆，解表退热善疏散；

　　　　　　提陷升阳托脏腑，截疟疏肝可解郁。

【性味归经】辛、苦，微寒。归肝、胆经。

【功效主治】

功效	主治
疏散退热△△△	表证发热、少阳证、疟疾寒热
疏肝解郁△△△	肝郁气滞
升举阳气△△△	气虚下陷、脏器脱垂

【用法用量】煎服，3~9g。解表退热宜生用，且用量宜稍重，疏肝解郁宜醋炙，升阳可生用或酒炙，其用量均宜稍轻。

【使用注意】性升散，古人有"柴胡劫肝阴"之说，阴虚阳亢，肝风内动，阴虚火旺及气机上逆者忌用或慎用。

升　麻

【歌诀记忆】升麻性寒味辛甘，归经肺脾胃大肠；

　　　　　　清热解毒升阳气，解表透疹散口疮。

【性味归经】辛、微甘，微寒。归肺、脾、胃、大肠经。

【功效主治】

功效	主治
解表透疹△△	外感表证、风热头痛、麻疹不透
清热解毒△	齿痛口疮、咽喉肿痛、温毒发斑、痈肿
升举阳气△△△	气虚下陷、脏器脱垂、崩漏下血

【用法用量】煎服，3~9g。发表透疹、清热解毒宜生用，升阳举陷宜炙用。

【使用注意】麻疹已透、阴虚火旺，以及阴虚阳亢者，均当忌用。

葛　根

【歌诀记忆】葛根透疹味辛甘，解肌退热治外感；

功擅生津治消渴，升阳止泻热毒散。

【性味归经】甘、辛，凉。归脾、胃、肺经。

【功效主治】

功效	主治
解肌退热△△△	表证发热、项背强痛
发表透疹△△	麻疹不透
生津止渴△△	热病口渴、阴虚消渴
升阳止泻△△	热泄热痢、脾虚泄泻

【用法用量】煎服，9~15g。解肌退热、透疹、生津宜生用，升阳止泻宜煨用。

淡豆豉

【歌诀记忆】豆豉辛凉治外感，归经肺胃善除烦；
　　　　　　宣发郁热除胸闷，仲景伤寒栀子汤。

【性味归经】苦、辛，凉。归肺、胃经。

【功效主治】

功效	主治
解表△△	外感表证
除烦，宣发郁热△△	热病烦闷

【用法用量】煎服，6~12g。

浮　萍

【歌诀记忆】浮萍辛寒水中生，利尿消肿止痒棒；
　　　　　　表虚自汗不宜用，发汗解表透疹畅。

【性味归经】辛，寒。归肺、膀胱经。

【功效主治】

功效	主治
发汗解表△△	外感风热表证
透疹止痒△	麻疹不透、风疹瘙痒
利尿消肿△	水肿尿少

【用法用量】煎服，3~9g。外用适量，煎汤浸洗。

【使用注意】表虚自汗者不宜使用。

木 贼

【歌诀记忆】木贼性平味甘苦，药力循经肺肝主；

疏散风热一妙药，止血退翳功卓著。

【性味归经】甘、苦，平。归肺、肝经。

【功效主治】

功效	主治
疏散风热△△	风热表证
明目退翳△	目赤翳障
凉血止血△	便血、痔血、崩漏

【用法用量】煎服，3~9g。

鉴别比较记忆

药物	同	异				
		发汗力	止咳平喘	止呕	安胎	解天南星、半夏毒
紫苏	发汗解表、解	++[注]	宣肺止咳	行气和胃	++	—
生姜	鱼蟹毒	+	温肺止咳	温中止呕	—	+++

[注]："+"用以表示某功效的强弱，"+++"最强，"++"次之，"+"最弱。

药物	同	异						
		清透力	祛风力	透疹消疮	止血	胜湿止痛	止痉	止泻
荆芥	祛风解表，微温不燥，消散疮疡，治表寒表热皆可	++	+	++	+	—	—	—
防风		+	++	+	—	++	++	+

药物	同	异					
		发汗力	散寒力	止咳平喘	利水消肿	通阳化气	止痛、通窍、温肺化饮
麻黄	辛温解表、发散风寒	+++	++	++	++	—	—
桂枝		++	++	—	—	+++	—
细辛		+	+++	—	—	—	+++

药物	同	异				
		发汗	清利头目	宣肺祛痰	清热、解毒、散肿	疏肝
薄荷	疏散风热、透疹、利咽	++	++	—	—	疏肝行气
牛蒡子		+	—	++	++	—
蝉蜕		+	—	—	—	疏散肝经风热而明目退翳，凉肝息风止痉

药物	同	异				
		疏散风热	清肺润燥	凉血	清肝明目	清热解毒
桑叶	疏散风热、平抑肝阳、清肝明目	++	++	+	+	—
菊花		+	—	—	++	++

药物	同	异				
		升阳举陷	透疹	治疗少阳证	清热解毒	解肌退热
柴胡	发表、升阳	++	—	+++	—	++
升麻		+++	++	—	++	—
葛根		+	++	—	—	++

17

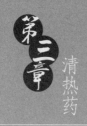

第一节　清热泻火药

石　膏

【歌诀记忆】石膏性味寒辛甘，肺胃实热用之常；

清热泻火除烦渴，收湿敛疮止血常。

【性味归经】甘、辛，大寒。归肺、胃经。

【功效主治】

功效	主治
清热泻火，除烦止渴△△△	温热病气分实热证、肺热喘咳、胃热呕吐、胃火头痛、牙龈肿痛、口疮、实热烦渴、消渴
煅用敛疮生肌，收湿△△△	溃疡不敛、湿疹瘙痒、水火烫伤

【用法用量】生石膏煎服，15~60g，宜先煎。煅石膏外用适量，研末撒敷患处。

【使用注意】脾胃虚寒及阴虚内热者忌用。

寒水石

【歌诀记忆】寒水石性如其名，清热泻火凉三经；

火热邪毒能尽除，烦渴口疮用之宁。

【性味归经】辛、咸，寒。归心、胃、肾经。

【功效主治】

功效	主治
清热泻火△△△	热病烦渴、丹毒、烫伤

【用法用量】煎服，10~15g。外用适量。

【使用注意】脾胃虚寒者忌服。

────── **知　母** ──────

【歌诀记忆】知母苦甘性寒凉，清热泻火气分归；
　　　　　　生津润燥治便秘，骨蒸潮热服之效。

【性味归经】苦、甘，寒。归肺、胃、肾经。

【功效主治】

功效	主治
清热泻火△△△	肺胃实热、肺热咳嗽、高热烦渴
生津润燥△△△	阴虚燥咳、骨蒸潮热、肠燥便秘、内热消渴

【用法用量】煎服，6~12g。

【使用注意】性寒质润，有滑肠作用，故脾虚便溏者不宜用。

────── **芦　根** ──────

【歌诀记忆】芦根甘寒生水畔，清热泻火有作为；
　　　　　　利尿通淋疗疮毒，治呕止渴生津良。

【性味归经】甘，寒。归肺、胃经。

【功效主治】

功效	主治
清热生津△△△	热病烦渴
清胃止呕△△△	胃热呕哕
清肺止咳△△	肺热咳嗽
清热利尿△	热淋涩痛

【用法用量】煎服，干品 15~30g；鲜品加倍，或捣汁用。

【使用注意】脾胃虚寒者忌服。

天花粉

【歌诀记忆】蒌根花粉物相同，生津止渴疮毒疗；
            排脓消肿反乌头，泻肺胃火咳证除。

【性味归经】甘、微苦，微寒。归肺、胃经。

【功效主治】

功效	主治
清热泻火，生津止渴△△△	热病烦渴、内热消渴
清肺润燥△△△	肺热燥咳
消肿排脓△△	疮疡肿毒

【用法用量】煎服，10~15g。

【使用注意】不宜与乌头类药材同用。

淡竹叶

【歌诀记忆】淡竹叶是草本源，心胃小肠解热烦；
            清热止渴生津液，热淋涩痛服之安。

【性味归经】甘、淡，寒。归心、胃、小肠经。

【功效主治】

功效	主治
清热除烦△△	热病烦渴、口舌生疮
利尿通淋△	热淋涩痛

【用法用量】煎服，6~9g。

鸭跖草

【歌诀记忆】鸭跖草于水边生，清热泻火治热烦；
　　　　　　凉血解毒喉痛消，利水通淋功独强。

【性味归经】甘、淡，寒。归肺、胃、小肠经。

【功效主治】

功效	主治
清热解毒△△	外感风热、咽喉肿痛、痈疮疔毒
利水消肿△△	水肿尿少、热淋涩痛

【用法用量】煎服，15~30g，鲜品60~90g。外用适量。

【使用注意】脾胃虚弱者，用量宜少。

栀　子

【歌诀记忆】甘寒栀子入三焦，热病心烦为要药；
　　　　　　凉血解毒吐衄已，清热利湿水道通。

【性味归经】苦，寒。归心、肺、三焦经。

【功效主治】

功效	主治
泻火除烦△△△	热病烦闷
清热利湿△△△	湿热黄疸，小便短赤、热淋、血淋涩痛
凉血解毒△△△	血热出血、痈肿疮毒

【用法用量】煎服，5~10g。外用生品适量，研末调敷。

【使用注意】苦寒伤胃，脾虚便溏者不宜用。

夏枯草

【歌诀记忆】辛苦性寒夏枯草，清肝散结又消肿；

明目止晕肝阳降，祛瘰消瘿功独擅。

【性味归经】辛、苦，寒。归肝、胆经。

【功效主治】

功效	主治
清肝明目△△△	肝火上炎，目赤肿痛
散结消肿△△	瘰疬、瘿瘤、乳痈肿痛

【用法用量】煎服，9~15g；或熬膏服。

【使用注意】脾胃虚弱者慎用。

决明子

【歌诀记忆】决明甘苦性微寒，平肝清热又明目；
火炎阴虚俱可治，亦兼润肠大便通。

【性味归经】甘、苦、咸，微寒。归肝、大肠经。

【功效主治】

功效	主治
清肝明目△△△	肝火上炎、目赤肿痛、肝肾亏虚、目暗不明
润肠通便△△	肠燥便秘

【用法用量】煎服，10~15g。用于润肠通便，不宜久煎。

【使用注意】气虚便溏者不宜用。

谷精草

【歌诀记忆】辛甘性平谷精草，归肝入肺性升散；
疏散风热功独妙，清热明目消翳障。

【性味归经】辛、甘，平。归肝、肺经。

【功效主治】

功效	主治
疏散风热△△	风热头痛、齿痛
明目退翳△	风热目赤、眼生翳膜

【用法用量】煎服，5~10g。

【使用注意】阴虚血亏之眼疾者不宜用。

密蒙花

【歌诀记忆】密蒙花蕾甘微寒，清热泻火入肝经；
　　　　　　明目退翳消肿痛，清肝养肝常用之。

【性味归经】甘，微寒。归肝经。

【功效主治】

功效	主治
清肝养肝，明目退翳△△	目赤肿痛、羞明多泪、眼生翳膜、视物昏花

【用法用量】煎服，9~15g。

青葙子

【歌诀记忆】目疾青葙苦寒用，清肝明目又退翳；
　　　　　　视物昏花目赤痛，头痛眩晕抑肝阳。

【性味归经】苦，微寒。归肝经。

【功效主治】

功效	主治
清泻肝火，明目退翳△△	肝火上炎、目赤肿痛、眼生翳膜

【用法用量】煎服，10~15g。

【使用注意】有扩散瞳孔作用，青光眼患者禁用。

第二节 清热燥湿药

黄 芩

【歌诀记忆】黄芩燥湿效力强，善清上焦湿热毒；

清泻肺经实火甚，泻痢黄疸胎动除。

【性味归经】苦，寒。归肺、胆、脾、大肠、小肠经。

【功效主治】

功效	主治
清热燥湿△△△	湿温、暑湿、胸闷呕恶、湿热痞满、黄疸、泻痢
泻火解毒△△△	肺热咳嗽、高热烦渴、痈肿疮毒
凉血止血△△	血热吐衄
清热安胎△△△	胎动不安

【用法用量】煎服，3~10g。清热多生用，安胎多炒用，清上焦热可酒炙用，止血可炒炭用。

【使用注意】苦寒伤胃，脾胃虚寒者不宜使用。

黄 连

【歌诀记忆】中焦湿热用黄连，泻痢用之为要药；

清热解毒入脾胃，泻火燥湿除痞满。

【性味归经】苦，寒。归心、脾、胃、肝、胆、大肠经。

【功效主治】

功效	主治
清热燥湿△△△	湿热痞满、呕吐吞酸、湿热泻痢
泻火解毒△△△	高热神昏、心烦不寐、胃热呕吐、肝胃失和、呕吐吞酸、痈肿疔疮、目赤牙痛、血热出血；外治湿疹、湿疮、耳道流脓

【用法用量】煎服，2~5g。外用适量。

【使用注意】大苦大寒，过服久服易伤脾胃，脾胃虚寒者忌用。苦燥易伤阴津，阴虚津伤者慎用。

黄 柏

【歌诀记忆】黄柏沉降主下焦，清热燥湿性寒苦；

　　　　　　泻火入肾退虚热，疗疮解毒可外涂。

【性味归经】苦，寒。归肾、膀胱经。

【功效主治】

功效	主治
清热燥湿△△△	湿热泻痢、黄疸、热淋涩痛、湿热带下、足膝肿痛
泻火解毒△△△	疮疡肿毒、湿疹瘙痒
除骨蒸，退虚热△△△	阴虚发热、骨蒸劳热、盗汗遗精

【用法用量】煎服，3~12g。外用适量。

龙 胆

【歌诀记忆】龙胆味苦药性寒，清热燥湿退黄疸；

　　　　　　肝胆湿热必用之，目赤胁痛惊风良。

【性味归经】苦，寒。归肝、胆经。

【功效主治】

功效	主治
清热燥湿△△△	湿热黄疸、阴肿阴痒、带下、湿疹瘙痒
泻肝胆火△△△	肝火头痛、目赤耳聋、胁痛口苦、肝热生风、惊风抽搐

【用法用量】煎服，3~6g。

【使用注意】脾胃虚寒者不宜用。阴虚津伤者慎用。

秦 皮

【歌诀记忆】秦皮收涩性苦寒，燥湿敛肠用之良；
　　　　　　止带止痢阴痒消，明目退翳肝郁撤。

【性味归经】苦、涩，寒。归肝、胆、大肠经。

【功效主治】

功效	主治
清热燥湿，收涩止痢△△△	湿热泻痢、湿热带下阴痒
清肝明目△△	肝热目赤肿痛、目生翳膜

【用法用量】煎服，6~12g。外用适量，煎洗患处。

【使用注意】脾胃虚寒者忌用。

苦 参

【歌诀记忆】苦参苦寒入胃肠，杀虫利尿燥湿强；
　　　　　　泻痢便血及黄疸，疥癣阴痒麻风用。

【性味归经】苦，寒。归心、肝、胃、大肠、膀胱经。

【功效主治】

功效	主治
清热燥湿△△△	湿热泻痢、黄疸、带下、阴肿瘙痒、疮毒
杀虫止痒△△△	皮肤瘙痒、疥癣、麻风
利尿△	湿热小便不利

【用法用量】煎服，5~10g。外用适量。

【使用注意】脾胃虚寒者忌用。反藜芦。

第三节 清热解毒药

金银花

【歌诀记忆】金银花味甘寒凉，内外热邪均透达；
　　　　　　痈肿疔疮毒脓散，炒炭凉血止痢佳。

【性味归经】甘，寒。归肺、心、胃经。

【功效主治】

功效	主治
清热解毒△△△	痈肿疔疮、热毒血痢
疏散风热△△△	外感风热、温病初起

【用法用量】煎服，6~15g。疏散风热、清泄里热以生品为佳，炒炭宜用于热毒血痢，露剂多用于暑热烦渴。

【使用注意】脾胃虚寒及气虚疮疡脓清者忌用。

连翘

【歌诀记忆】连翘疮家圣药属，清心解毒效力强；
　　　　　　透散风热及温病，苦寒清热能利尿。

【性味归经】苦，微寒。归肺、心、小肠经。

【功效主治】

功效	主治
清热解毒，疏散风热△△△	风热外感、温病初起
消肿散结△△△	痈肿疮毒、瘰疬痰核
清心利尿△	热淋涩痛

【用法用量】煎服，6~15g。

【使用注意】脾胃虚寒及气虚脓清者不宜用。

穿心莲

【歌诀记忆】穿心莲清肺凉血，咳喘痰脓用之良；

性寒苦燥去湿热，痈毒蛇伤止热痢。

【性味归经】苦，寒。归心、肺、大肠、膀胱经。

【功效主治】

功效	主治
清热解毒，凉血消肿△△△	外感风热、温病初起、肺热咳喘、肺痈吐脓、咽喉肿痛、痈肿疮毒、蛇虫咬伤
燥湿△	湿热泻痢、热淋涩痛、湿疹瘙痒

【用法用量】煎服，6~9g。煎剂易致呕吐，故多作丸散、片剂。外用适量。

【使用注意】不宜多服久服。脾胃虚寒者不宜用。

大青叶

【歌诀记忆】清热解毒大青叶，归经心胃苦寒泄；

凉血止衄除烦渴，能解风热与斑疹。

【性味归经】苦，寒。归心、胃经。

【功效主治】

功效	主治
清热解毒△△△	外感风热、温病初起、喉痹口疮
凉血消斑△△△	热血发斑、丹毒、吐衄

【用法用量】煎服，9~15g，鲜品 30~60g。外用适量。

【使用注意】脾胃虚寒者忌用。

板蓝根

【歌诀记忆】苦寒清热板蓝根，脾胃虚寒服之慎；

实火温病咽痛散，凉血消疮解毒瘟。

【性味归经】苦，寒。归心、胃经。

【功效主治】

功效	主治
利咽清热解毒△△△	外感发热、温病初起、喉痹口疮、大头瘟
凉血消斑△△	温毒发斑、丹毒、吐衄

【用法用量】煎服，9~15g。

【使用注意】体虚而无实火热毒者忌服。脾胃虚寒者慎用。

青　黛

【歌诀记忆】青黛咸寒入肺肝，清热解毒消疮斑；
　　　　　　凉血止血痰嗽治，息风止痉惊痫定。

【性味归经】咸，寒。归肝经。

【功效主治】

功效	主治
清热解毒△△△	热毒疮疡、口疮
凉血消肿△△△	血热发斑、吐衄、疮痈肿毒
清肝泻火△△	咳嗽胸痛、痰中带血
定惊△	肝热惊搐

【用法用量】内服，1.5~3g，难溶于水，一般作散剂冲服；或入丸剂服。
外用适量。

【使用注意】胃寒者慎用。

贯　众

【歌诀记忆】贯众苦寒有小毒，凉血善治血热出；
　　　　　　杀虫消积瘟痒止，清利实热疮毒解。

【性味归经】苦，微寒。有小毒。归肝、脾经。

【功效主治】

功效	主治
气血两清△△	风热感冒、温毒发斑
凉血止血△△	血热出血
杀虫△△	虫疾

【用法用量】煎服，4.5~9g。杀虫及清热解毒宜生用，止血宜炒炭用。外用适量。

【使用注意】有小毒，用量不宜过大。服用时忌油腻。脾胃虚寒者及孕妇慎用。

蒲公英

【歌诀记忆】乳痈要药蒲公英，甘苦寒归肝胃经；
　　　　　　清热解毒痈疔治，利湿通淋肿结消。

【性味归经】苦、甘，寒。归肝、胃经。

【功效主治】

功效	主治
清热解毒△△△	痈肿疔毒、乳痈内痈、毒蛇咬伤
利湿通淋△△△	热淋涩痛、湿热黄疸
清肝明目△△	目赤肿痛

【用法用量】煎服，9~15g。外用鲜品适量，捣敷；或煎汤熏洗患处。

【使用注意】用量过大可致缓泻。

紫花地丁

【歌诀记忆】紫花地丁苦辛寒，清热解毒入心肝；
　　　　　　毒蛇咬伤雄黄配，凉血消痈肿结散。

【性味归经】苦、辛，寒。归心、肝经。

【功效主治】

功效	主治
清热解毒，凉血消肿△△	疔疮肿毒、乳痈肠痈、毒蛇咬伤

【用法用量】煎服，15~30g。外用鲜品适量，捣烂敷患处。

【使用注意】体质虚寒者忌服。

野菊花

【歌诀记忆】野菊苦辛性微寒，清热解毒归心肝；

痈疽咽肿皆可治，目赤肿痛及晕眩。

【性味归经】苦、辛，微寒。归肝、心经。

【功效主治】

功效	主治
清热解毒△△	痈疽疔疖、咽喉肿痛、目赤肿痛、头痛眩晕

【用法用量】煎服，10~15g。外用适量。

漏　芦

【歌诀记忆】漏芦味苦性寒凉，散结通经下良乳；

清热解毒乳痈消，通经活络筋脉舒。

【性味归经】苦，寒。归胃经。

【功效主治】

功效	主治
清热解毒，消痈散结△△	乳痈肿痛、瘰疬疮毒
通经下乳△△△	乳汁不下
舒筋通脉△	湿痹拘挛

【用法用量】煎服，5~9g。外用，研末调敷，或煎水洗。

【使用注意】气虚、疮疡平塌者及孕妇忌服。

土茯苓

【歌诀记忆】归肝入胃土茯苓，解毒除湿甘淡平；

通利关节拘挛治，痈疮梅毒湿疹清。

【性味归经】甘、淡，平。归肝、胃经。

【功效主治】

功效	主治
解毒，除湿，通利关节△△△	杨梅毒疮、痈肿疮毒、湿疹瘙痒、淋浊带下、肢体拘挛

【用法用量】煎服，15~60g。外用适量。

【使用注意】肝肾阴虚者慎服。服药时忌茶。

鱼腥草

【歌诀记忆】肺痈要药鱼腥草，清热解毒消痈好；

味辛微寒排疮脓，利尿通淋湿热消。

【性味归经】辛，微寒。归肺经。

【功效主治】

功效	主治
清热解毒，消痈排脓△△△	肺痈吐脓、肺热咳嗽、热毒疮痈
利尿通淋△	湿热淋证
清热止痢△	湿热泻痢

【用法用量】煎服，15~25g，不宜久煎；鲜品用量加倍，水煎，或捣汁服。外用适量，捣敷；或煎汤熏洗患处。

【使用注意】含挥发油，不宜久煎。虚寒证及阴证疮疡者忌服。

大血藤

【歌诀记忆】血藤味苦性偏平，主归大肠与肝经；
    清热解毒化血瘀，善治痹痛风湿病。

【性味归经】苦，平。归大肠、肝经。

【功效主治】

功效	主治
清热解毒△△△	肠痈腹痛、热毒疮疡
散瘀止痛△△	跌打损伤、经闭痛经、风湿痹痛

【用法用量】煎服，9~15g。外用适量。

【使用注意】孕妇慎服。

败酱草

【歌诀记忆】败酱辛苦性微寒，归经入胃大肠肝；
    清热解毒消痈脓，活血通经瘀阻散。

【性味归经】辛、苦，微寒。归胃、大肠、肝经。

【功效主治】

功效	主治
清热解毒，消痈排脓△△△	肠痈肺痈、痈肿疮毒
祛瘀止痛△	瘀血阻滞、胸腹疼痛

【用法用量】煎服，6~15g。外用适量。

【使用注意】脾胃虚弱、食少泄泻者忌服。

射　干

【歌诀记忆】射干苦寒归肺经，清热解毒肺火清；
    消痰利咽多配伍，咳喘痰盛咽肿停。

【性味归经】苦，寒。归肺经。

【功效主治】

功效	主治
清热解毒，利咽消肿△△△	咽喉肿痛、痰热壅盛
消痰△△	痰盛咳喘

【用法用量】煎服，3~9g。

【使用注意】苦寒，脾虚便溏者不宜使用。孕妇忌用或慎用。

山豆根

【歌诀记忆】苦寒有毒山豆根，利咽消肿咽喉舒；

　　　　　清热解毒退湿热，肺热咳嗽痛疮除。

【性味归经】苦，寒。有毒。归肺、胃经。

【功效主治】

功效	主治
清热解毒，利咽消肿△△△	咽喉肿痛、牙龈肿痛

【用法用量】煎服，3~6g。外用适量。

【使用注意】有毒，过量服用易引起呕吐、腹泻、胸闷、心悸等，故用量不宜过大。脾胃虚寒者慎用。

马　勃

【歌诀记忆】马勃辛平归肺经，清热解毒利咽行；

　　　　　风热上攻咽肿痛，外伤出血吐血停。

【性味归经】辛，平。归肺经。

【功效主治】

功效	主治
清热解毒，利咽△△△	咽喉肿痛、咳嗽失音、风热咳嗽
凉血止血△△	吐血衄血、外伤出血

【用法用量】煎服，1.5~6g，布包煎；或入丸散服。外用适量，研末撒；或调敷患处；或作吹药。

【使用注意】风寒伏肺咳嗽失音者禁服。

白头翁

【歌诀记忆】苦寒降泄白头翁，解毒清热凉血行；
　　　　　　热毒血痢功独擅，温疟疮疡肿毒清。

【性味归经】苦，寒。归胃、大肠经。

【功效主治】

功效	主治
清热解毒，凉血止痢△△△	热毒血痢、疮痈肿毒

【用法用量】煎服，9~15g，鲜品 15~30g。外用适量。

【使用注意】虚寒泻痢忌服。

马齿苋

【歌诀记忆】马齿苋酸入肝肠，清热解毒及通淋；
　　　　　　凉血止血止痢安，善解毒痈和疮疡。

【性味归经】酸，寒。归肝、大肠经。

【功效主治】

功效	主治
清热解毒△△△	热毒疮疡
凉血止痢△△	热毒血痢
凉血止血△△	崩漏、便血

【用法用量】煎服，9~15g，鲜品 30~60g。外用适量，捣敷患处。

【使用注意】脾胃虚寒、肠滑作泄者忌服。

鸦胆子

【歌诀记忆】鸦胆味苦有小毒，清热解毒痢疾除；

腐蚀赘疣善截疟，大肠肝经药归途。

【性味归经】苦，寒。有小毒。归大肠、肝经。

【功效主治】

功效	主治
清热解毒，止痢△△△	热毒血痢、冷积久痢、休息痢
截疟△△	疟疾
腐蚀赘疣△	鸡眼赘疣

【用法用量】内服，0.5~2g，以干龙眼肉包裹或装入胶囊包裹吞服；亦可压去油制成丸剂、片剂服；不宜入煎剂。外用适量。

【使用注意】有毒，对胃肠道及肝肾均有损害，内服需严格控制剂量，不宜多用、久服。外用注意用胶布保护好周围正常皮肤，以防止对正常皮肤的刺激。孕妇及小儿慎用。胃肠出血及肝肾病患者忌用或慎用。

白花蛇舌草

【歌诀记忆】白花蛇舌解痢毒，性味甘寒兼微苦；

归经胃与大小肠，清热利湿癌可除。

【性味归经】微苦、甘，寒。归胃、大肠、小肠经。

【功效主治】

功效	主治
清热解毒△△△	痈肿疮毒、咽喉肿痛、毒蛇咬伤
利湿通淋△	热淋涩痛

【用法用量】煎服，15~60g。外用适量。

【使用注意】阴疽及脾胃虚寒者忌用。

山慈菇

【歌诀记忆】山慈菇归肝脾经，味甘辛凉热毒清；

小毒正虚勿久服，尤擅化痰消癥灵。

【性味归经】甘、微辛，凉。归肝、脾经。

【功效主治】

功效	主治
清热解毒，消痈散结△△	痈疽疔毒、瘰疬痰核、癥瘕痞块

【用法用量】煎服，3~9g。外用适量。

【使用注意】正虚体弱者慎用。

熊　胆

【歌诀记忆】熊胆苦寒实热散，凉血止痛兼平肝；

清热解毒疗痈肿，退翳清肝擅利胆。

【性味归经】苦，寒。归肝、胆、心经。

【功效主治】

功效	主治
清热解毒△△△	热毒疮痈
息风止痉△△△	热极生风、惊痫抽搐
清肝明目△△	目赤翳障

【用法用量】入丸散服，0.25~0.5g。由于有腥苦味，口服易引起呕吐，故宜用胶囊剂。外用适量，调涂患处。

【使用注意】脾胃虚寒者忌服。虚寒证者禁用。

第四节 清热凉血药

生地黄

【歌诀记忆】清热凉血生地巧，热入营血少不了；

甘寒凉质滋润药，养阴生津疗效好。

【性味归经】甘，寒。归心、肝、肾经。

【功效主治】

功效	主治
清热凉血△△△	热入营血、舌绛烦渴、斑疹吐衄
养阴生津△△△	津伤口渴、内热消渴、肠燥便秘、阴虚骨蒸劳热

【用法用量】煎服，10~15g，鲜品用量加倍；或以鲜品捣汁入药。

【使用注意】脾虚湿滞，腹满便溏者不宜使用。

玄 参

【歌诀记忆】清热凉血玄参选，性味甘咸苦微寒；

泻火解毒把结散，滋养阴分妙可言。

【性味归经】甘、苦、咸，微寒。归肺、胃、肾经。

【功效主治】

功效	主治
清热养阴△△△	热入营血、热病伤阴、血热妄行
解毒散结△△	目赤咽痛、痈肿疮毒、瘰疬、白喉

【用法用量】煎服，10~15g。

【使用注意】脾胃虚寒、食少便溏者不宜服用。反藜芦。

牡丹皮

【歌诀记忆】清利实热丹皮须，凉血尚且不留瘀；
　　　　　　性味苦辛稍微寒，消退骨蒸功独具。

【性味归经】苦、辛，微寒。归心、肝、肾经。

【功效主治】

功效	主治
清热凉血△△△	温毒发斑、血热吐衄、阴虚发热、夜热早凉、无汗骨蒸
活血祛瘀△△△	血滞经闭、痛经、痈肿疮毒、跌打伤痛

【用法用量】煎服，6~12g。清热凉血宜生用，活血祛瘀宜酒炙用。

【使用注意】血虚有寒、月经过多及孕妇不宜用。

赤 芍

【歌诀记忆】赤芍味苦性微寒，散瘀止痛方中见；
　　　　　　清肝泻火温毒解，凉血活血药效显。

【性味归经】苦，微寒。归肝经。

【功效主治】

功效	主治
清热凉血△△△	温毒发斑、血热吐衄
散瘀止痛△△	经闭痛经、癥瘕腹痛、跌打损伤、痈肿疮疡
清肝泻火△△	肝火上炎、胁肋胀痛、目赤肿痛

【用法用量】煎服，6~12g。

【使用注意】血寒经闭者不宜用。反藜芦。

紫 草

【歌诀记忆】清热凉血是紫草，解毒透疹活血好；
　　　　　　若遇疮疡疹烫伤，熬膏外涂甚为妙。

【性味归经】甘、咸，寒。归心、肝经。

【功效主治】

功效	主治
凉血活血透疹△△△	温病血热毒盛、斑疹紫黑、麻疹不透
解毒疗疮△△	疮疡、湿疹、水火烫伤

【用法用量】煎服，5~10g。外用适量，熬膏，或用植物油浸泡涂搽。

【使用注意】性寒而滑利，脾虚便溏者忌服。

水牛角

【歌诀记忆】苦寒定惊水牛角，清热凉血解毒好；
　　　　　　斑疹吐衄有神功，咽喉肿痛配连翘。

【性味归经】苦，寒。归心、肝经。

【功效主治】

功效	主治
清热凉血化斑△△△	温病高热、血热妄行斑疹、吐衄
泻火定惊△△△	神昏谵语、惊风、癫狂

【用法用量】镑片或粗粉煎服，15~30g，宜先煎 3h 以上。水牛角浓缩粉冲服，每次 1.5~3g，每日 2 次。

【使用注意】脾胃虚寒者忌用。

第五节　清虚热药

青　蒿

【歌诀记忆】青蒿截疟走肝胆，解暑凉血苦辛寒；
　　　　　　清虚退热治阴虚，消除骨蒸五心烦。

【性味归经】苦、辛，寒。归肝、胆经。

【功效主治】

功效	主治
清热凉血△△△	温邪伤阴、夜热早凉
退虚热△△△	阴虚发热、劳热骨蒸
解暑△	暑热外感、发热口渴
截疟△△△	疟疾寒热

【用法用量】煎服，6~12g，不宜久煎；或鲜用绞汁服。

【使用注意】脾胃虚弱、肠滑泄泻者忌服。

白 薇

【歌诀记忆】白薇功擅侍妇人，清热凉血退蒸神；
利尿通淋疗疮毒，解毒消肿入营分。

【性味归经】苦、咸，寒。归胃、肝、肾经。

【功效主治】

功效	主治
清热凉血△△△	热入营血、阴虚发热、产后虚热
利尿通淋△	热淋、血淋
解毒疗疮△	疮痈肿毒、毒蛇咬伤、咽喉肿痛

【用法用量】煎服，4.5~9g。外用适量。

【使用注意】脾胃虚寒、食少便溏者不宜服用。

地骨皮

【歌诀记忆】甘寒清润地骨皮，清肺止咳降气逆；
功擅凉血退虚热，除蒸止血能解肌。

【性味归经】甘，寒。归肺、肝、肾经。

【功效主治】

功效	主治
凉血除蒸△△△	阴虚发热、盗汗骨蒸、血热出血
清肺降火△	肺热咳嗽
生津止渴△	内热消渴

【用法用量】煎服，9~15g。

【使用注意】外感风寒发热及脾虚便溏者不宜用。

银柴胡

【歌诀记忆】柴胡银者甘微寒，除疳善治小儿疳；

　　　　　　清退虚热一良药，亦治骨蒸有盗汗。

【性味归经】甘，微寒。归肝、胃经。

【功效主治】

功效	主治
退虚热，除疳热△△△	阴虚发热、盗汗骨蒸、疳积发热

【用法用量】煎服，3~9g。

【使用注意】外感风寒、血虚无热者忌用。

胡黄连

【歌诀记忆】胡黄连苦性偏寒，除蒸燥湿除儿疳；

　　　　　　功擅止痢退虚热，骨蒸消去里阴还。

【性味归经】苦，寒。归肝、胃、大肠经。

【功效主治】

功效	主治
退虚热，除疳热△△△	阴虚发热、骨蒸潮热、小儿疳热
清湿热△	湿热泻痢

【用法用量】煎服，1.5~9g。

【使用注意】脾胃虚寒者慎用。

鉴别比较记忆

药物	同	异	
		泻肺胃实火	生津润燥
石膏	清热泻火	+++	—
知母		++	+++

药物	同	异
黄芩		善清上焦肺火
黄连	清热燥湿、泻火解毒	善清中焦胃火、心火
黄柏		善清下焦相火，除骨蒸

药物	同	异			
		清心解毒	消痈散结	疏散表热	凉血止痢
金银花	清热解毒、透热达表	—	++	++	++
连翘		++	+++	+	—

药物	同	异			
		药用部位或加工方法	凉血消斑	解毒利咽	清肝定惊
大青叶	其为同一植物来源，均可清热解毒、凉血消斑	干燥叶片	+++	++	++
板蓝根		干燥根	++	+++	++
青黛		叶或茎叶经加工制得的干燥粉末或团块	++	++	+++

药物	同	异	
		解毒消痈	清热疏风
菊花	其植物来源为同科植物，均可清热解毒	+	++
野菊花		+++	+

药物	同	异	
		泻火解毒	清热凉血
生地黄	清热凉血、	+	+++
玄参	养阴生津	++	++

药物	同	异	
		清虚热、除疳热	发表退热
银柴胡	退热	+++	—
柴胡		—	++

药物	同	异	
		退虚热、除疳热	清心火、泻胃火
胡黄连	苦寒、清热燥湿	+++	+
黄连		—	+++

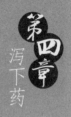

第一节 攻下药

大 黄

【歌诀记忆】大黄苦寒荡涤降，泻下攻积清大肠；

逐瘀通经祛湿浊，凉血解毒疗疮疡。

【性味归经】苦，寒。归脾、胃、大肠、肝、心包经。

【功效主治】

功效	主治
泻下攻积△△△	积滞便秘
清热泻火△△△	血热吐衄、目赤咽肿
凉血解毒△△△	热毒疮疡、烧烫伤
逐瘀通经△△	瘀血诸证
清泻湿热△△△	湿热痢疾、黄疸、淋证

【用法用量】煎服，5~15g。外用适量。

【使用注意】峻烈攻下，易伤正气，如非实证，不宜妄用。苦寒，易伤胃气，脾胃虚弱者慎用。性沉降，且善活血祛瘀，故妇女怀孕、月经期、哺乳期忌用。

芒 硝

【歌诀记忆】芒硝润燥可软坚，归胃大肠咸苦寒；

泻下攻积外消肿，配伍大黄除积便。

【性味归经】咸、苦，寒。归胃、大肠经。

【功效主治】

功效	主治
泻下攻积，润燥软坚△△△	积滞便秘
清热消肿△△△	咽痛、口疮、目赤、痈疮肿痛

【用法用量】内服，10~15g，冲入药汁内或开水溶化后服。外用适量。

【使用注意】孕妇及哺乳期妇女忌用或慎用。不宜与硫黄、三棱同用。

番泻叶

【歌诀记忆】甘苦性寒番泻叶，泻下通便除热结；

主入大肠治积滞，行水消肿消腹胀。

【性味归经】甘、苦，寒。归大肠经。

【功效主治】

功效	主治
泻下通便△△△	热结便秘
行水消胀△△	腹水肿胀

【用法用量】温开水泡服，1.5~3g；煎服，2~6g，宜后下。

【使用注意】妇女哺乳期、月经期及孕妇忌用。

芦 荟

【歌诀记忆】清肝杀虫真芦荟，苦寒归肝大肠胃；

泻下通便治热结，小儿疳积惊痫退。

【性味归经】苦，寒。归肝、胃、大肠经。

【功效主治】

功效	主治
泻下通便△△	热结便秘
清肝△△	烦躁惊痫
杀虫疗疮△	小儿疳积、癣疮

【用法用量】入丸散服，每次 1~2g。外用适量。

【使用注意】脾胃虚弱、食少便溏者及孕妇忌用。

第二节　润下药

火麻仁

【歌诀记忆】润肠通便用麻仁，甘平归胃大肠脾；
　　　　　　老弱肠燥有便秘，泻下峻猛不相宜。

【性味归经】甘，平。归脾、胃、大肠经。

【功效主治】

功效	主治
润肠通便△△△	肠燥便秘

【用法用量】煎服，10~15g，打碎入煎。

郁李仁

【歌诀记忆】郁李味辛苦甘平，入脾大肠小肠经；
　　　　　　利水消肿治胀满，润肠通便功效灵。

【性味归经】辛、苦、甘，平。归脾、大肠、小肠经。

【功效主治】

功效	主治
润肠通便△△△	肠燥便秘
利水消肿△	水肿胀满、脚气浮肿

【用法用量】煎服，6~12g，打碎入煎。

【使用注意】孕妇慎用。

松子仁

【歌诀记忆】润肠通便松子仁，既入大肠性甘温；
又入肺经润其燥，止咳平喘药效神。

【性味归经】甘，温。归大肠、肺经。

【功效主治】

功效	主治
润肠通便△△△	肠燥便秘
润肺止咳△△	肺燥干咳

【用法用量】煎服，5~10g；或入膏、丸。

【使用注意】脾虚便溏、湿痰者禁用。

第三节 峻下逐水药

甘 遂

【歌诀记忆】泻水圣药甘遂毒，苦寒峻下风痰逐；
肺肾大肠忌甘草，消肿散结疮痈除。

【性味归经】苦，寒。有毒。归肺、肾、大肠经。

【功效主治】

功效	主治
泻水逐饮△△△	水肿、臌胀、胸胁停饮、风痰癫痫
消肿散结△△	疮痈肿毒

【用法用量】入丸散服，每次 0.5~1g。外用适量，生用。内服醋制用，以减低毒性。

【使用注意】虚弱者及孕妇忌用。不宜与甘草同用。

京大戟

【歌诀记忆】苦寒有毒京大戟，归肺走肾又入脾；
　　　　　　泻水逐饮消肿结，性猛甘草不相宜。

【性味归经】苦，寒。有毒。归肺、脾、肾经。

【功效主治】

功效	主治
泻水逐饮△△△	水肿、臌胀、胸胁停饮
消肿散结△△	痈肿疮毒、瘰疬痰核

【用法用量】煎服，1.5~3g；或入丸散服，每次 1g。外用适量，生用。内服醋制用，以减低毒性。

【使用注意】虚弱者及孕妇忌用。不宜与甘草同用。

芫　花

【歌诀记忆】芫花归肺脾肾经，味苦辛温逐水灵；
　　　　　　祛痰止咳杀虫疮，若配甘草增毒性。

【性味归经】苦、辛，温。有毒。归肺、脾、肾经。

【功效主治】

功效	主治
泻水逐饮△△△	胸胁停饮、水肿、臌胀
祛痰止咳△	咳嗽痰喘
杀虫疗疮△	头疮、白秃、顽癣、痈肿

【用法用量】煎服，1.5~3g；或入丸散服，每次 0.6g。外用适量。内服醋制用，以降低毒性。

【使用注意】虚弱者及孕妇忌用。不宜与甘草同用。

牵牛子

【歌诀记忆】牵牛归肺肾大肠，味偏苦寒消臌胀；
　　　　　　泻下逐水通二便，杀虫祛积功效强。

【性味归经】苦，寒。有毒。归肺、肾、大肠经。

【功效主治】

功效	主治
泻下逐水△△△	水肿、臌胀、痰饮喘咳
去积杀虫△	虫积腹痛

【用法用量】煎服，3~9g；或入丸散服，每次1.5~3g。炒用药性减缓。

【使用注意】孕妇忌用。不宜与巴豆、巴豆霜同用。

巴　豆

【歌诀记忆】巴豆泻下属第一，归胃大肠辛热急；
　　　　　　竣下冷积退水肿，祛痰蚀疮奏奇效。

【性味归经】辛，热。有大毒。归胃、大肠经。

【功效主治】

功效	主治
竣下冷积△△△	寒积便秘
逐水退肿△△△	腹水臌胀
祛痰利咽△	喉痹痰阻
外用蚀疮△	痈肿脓成未溃、疥癣恶疮

【用法用量】入丸散服，每次0.1~0.3g。内服大多数制成巴豆霜用，以减低毒性。外用适量。

【使用注意】孕妇及体弱者忌用。不宜与牵牛子同用。

药物	同	异					
		泻下力	软坚	消肿	泻火	凉血解毒	逐瘀通经
芒硝	泻下攻积	++	+++	++	+	—	—
大黄		+++	—	+	++	++	++

药物	同	异		
		泻水逐饮	除水饮水湿之别	祛痰止咳
甘遂	泻水逐饮。有毒，不宜与甘草同用。内服时多醋制	+++	经隧之水湿	—
京大戟		++	脏腑之水湿	—
芫花		+	胸胁水饮	++

药物	同	异	
		攻下祛积	特性
巴豆	攻下祛积	+++	辛热，性猛力强，用于寒积便秘急症
大黄		++	苦寒，用于热结便秘，治寒积便秘须与温里药配伍

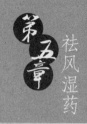

第五章 祛风湿药

第一节 祛风寒湿药

独 活

【歌诀记忆】独活主入膀胱肾，善祛风湿客下身；

其性辛温能解表，少阴伏风止痛神。

【性味归经】辛、苦，微温。归肾、膀胱经。

【功效主治】

功效	主治
祛风湿，止痛△△△	风寒湿痹、少阴头痛、皮肤瘙痒
解表△△	风寒挟湿表证

【用法用量】煎服，3~9g。外用适量。

威灵仙

【歌诀记忆】灵仙善走膀胱经，痰饮积聚服之灵；

通络止痛祛风湿，诸骨鲠喉亦能清。

【性味归经】辛、咸，温。归膀胱经。

【功效主治】

功效	主治
祛风湿，通络止痛△△△	风湿痹证
消骨鲠△	骨鲠咽喉
消痰逐饮△	痰饮、噎膈、痞积

【用法用量】煎服，6~9g。消骨鲠可用 30~50g。外用适量。

【使用注意】辛散走窜，气血虚弱者慎服。

川　乌

【歌诀记忆】川乌苦辛有大毒，寒疝冷痛除之速；

温经止痛祛风湿，跌打损伤药到除。

【性味归经】辛、苦，热。有大毒。归心、肝、肾、脾经。

【功效主治】

功效	主治
祛风除湿△△△	风寒湿痹
温经止痛△△	心腹冷痛、寒疝疼痛、跌打伤痛

【用法用量】煎服，1.5~3g，宜先煎、久煎。外用适量。

【使用注意】孕妇忌用。不宜与贝母类、半夏、白及、白蔹、天花粉、瓜蒌类同用。内服一般应炮制用，生品内服宜慎。酒浸、酒煎服易致中毒，应慎用。

蕲　蛇

【歌诀记忆】蕲蛇甘咸且有毒，擅把瘫痪风湿除；

祛风止痉兼通络，阴虚内热应忌服。

【性味归经】甘、咸，温。有毒。归肝经。

【功效主治】

功效	主治
祛风通络△△△	风湿顽痹、中风半身不遂、麻风、疥癣
止痉△	小儿惊风、破伤风

【用法用量】煎汤，3~9g；研末吞服，1次1~1.5g，每日2~3次；或酒浸，熬膏，入丸散服。

【使用注意】阴虚内热者忌服。

乌梢蛇

【歌诀记忆】乌梢蛇甘归肝经，祛风通络又止痉；

中风伤风麻风癣，定惊止痒要记清。

【性味归经】甘，平。归肝经。

【功效主治】

功效	主治
祛风通络△	风湿顽痹、中风半身不遂
息风定惊，止痉止痒	小儿惊风、破伤风、麻风、疥癣

【用法用量】煎服，9~12g；研末，每次2~3g；或入丸剂、酒浸服。外用适量。

【使用注意】血虚生风者慎服。

木　瓜

【歌诀记忆】木瓜酸温入肝脾，舒筋活络湿痹宁；

和胃化湿治脚气，津伤口渴亦可行。

【性味归经】酸，温。归肝、脾经。

【功效主治】

功效	主治
舒筋活络△△△	风湿痹证、筋脉拘挛、脚气水肿
和胃化湿△△△	吐泻转筋
生津止渴△△△	津伤口渴

【用法用量】煎服，6~9g。

【使用注意】内有郁热、小便短赤者忌服。

青风藤

【歌诀记忆】青风藤入肝脾经，祛风除湿苦辛平；
　　　　　　通经舒络止痹痛，利水消肿脚气清。

【性味归经】苦、辛，平。归肝、脾经。

【功效主治】

功效	主治
祛风湿，通经络△△△	风湿痹证
利小便△	水肿、脚气

【用法用量】煎服，6~12g。外用适量。

第二节　祛风湿热药

秦　艽

【歌诀记忆】秦艽辛苦入肝胆，除蒸善治小儿疳；
　　　　　　祛风除湿舒筋络，清利湿热退黄疸。

【性味归经】辛、苦，平。归胃、肝、胆经。

【功效主治】

功效	主治
祛风湿，舒筋络△△△	风湿痹痛兼热、中风不遂
退虚热△△△	骨蒸潮热、疳积发热
清湿热△△	湿热黄疸

【用法用量】煎服，3~9g。

防 己

【歌诀记忆】祛风止痛粉防己，利水消肿奏效奇；
阴虚体弱应慎用，需辨有毒广防己。

【性味归经】苦、辛，寒。归膀胱、肺经。

【功效主治】

功效	主治
祛风湿，止痛△△△	风湿痹证
利水消肿△△△	水肿、小便不利、脚气

【用法用量】煎服，4.5~9g。

【使用注意】大苦大寒易伤胃气，胃纳不佳及阴虚体弱者慎服。

桑 枝

【歌诀记忆】桑枝通络归肝经，祛风效佳性苦平；
利水消肿治脚气，通利关节止痛行。

【性味归经】微苦，平。归肝经。

【功效主治】

功效	主治
祛风湿，利关节△△	风湿痹证、脚气浮肿

【用法用量】煎服，9~15g。外用适量。

豨莶草

【歌诀记忆】豨莶草性辛苦寒，疏通经络归肾肝；
　　　　　　祛风除湿利关节，清热解毒功独擅。

【性味归经】辛、苦，寒。归肝、肾经。

【功效主治】

功效	主治
祛风湿，利关节△△	风湿痹痛、中风半身不遂
解毒△	风疹、湿疮、疮痈

【用法用量】煎服，9~12g。外用适量。治风湿痹痛、半身不遂宜制用，治风疹湿疮、疮痈宜生用。

络石藤

【歌诀记忆】络石藤性苦微寒，归属肝心肾经循；
　　　　　　祛风通络功效著，凉血消肿治跌肿。

【性味归经】苦，微寒。归心、肝、肾经。

【功效主治】

功效	主治
祛风通络△△	风湿热痹
凉血消肿△	喉痹、痈肿、跌扑损伤

【用法用量】煎服，6~12g。外用适量，鲜品捣敷。

第三节　祛风湿强筋骨药

五加皮

【歌诀记忆】辛苦温燥五加皮，祛风除湿利疝气；

温补肝肾强筋骨，利水益精养腰膝。

【性味归经】辛、苦，温。归肝、肾经。

【功效主治】

功效	主治
祛风湿△△△	风湿痹证
补肝肾，强筋骨△△△	筋骨痿软、小儿行迟、体虚乏力
利水△△	水肿、脚气

【用法用量】煎服，4.5~9g；或酒浸，入丸散服。

桑寄生

【歌诀记忆】寄生性平甘燥苦，祛风除湿壮筋骨；
养血安胎调冲任，妇女多用止崩漏。

【性味归经】苦、甘，平。归肝、肾经。

【功效主治】

功效	主治
祛风湿，补肝肾，强筋骨△△△	风湿痹证、崩漏经多
安胎△△△	妊娠漏血、胎动不安

【用法用量】煎服，9~15g。

狗 脊

【歌诀记忆】祛风除湿用狗脊，补肝强肾壮腰膝；
苦甘性温能收涩，固摄冲带兼止遗。

【性味归经】苦、甘，温。归肝、肾经。

【功效主治】

功效	主治
祛风湿，补肝肾，强腰膝△△△	风湿痹证

【用法用量】煎服，6~12g。

【使用注意】肾虚有热，小便不利或小便短涩黄赤者慎服。

鉴别比较记忆

药物	同	异	
		发散力	作用部位
羌活	祛风湿、止痛、解表	++	上半身
独活		+	下半身，治少阴头痛

药物	同	异	
		走窜之性	毒性、药性特点
蕲蛇	性走窜，能祛风、通络、止痉	++	有毒，性偏温燥
乌梢蛇		+	无毒，性平

药物	同	异		
		利水消肿	祛风湿止痛	毒性
粉防己	祛风湿、利水	+++	++	无毒
广防己		++	+++	有肾毒性

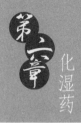

藿 香

【歌诀记忆】藿香化湿又解暑，止呕和中微火煮；

味辛微温醒脾胃，湿温初起服之除。

【性味归经】辛，微温。归脾、胃、肺经。

【功效主治】

功效	主治
化湿△△△	湿阻中焦
止呕△△△	呕吐
解暑△△△	暑湿或湿温初起

【用法用量】煎服，5~10g，鲜品加倍。

【使用注意】阴虚血燥者不宜用。

佩 兰

【歌诀记忆】佩兰化湿解暑功，行脾胃肺性辛平；

清肺消痰郁结散，中焦湿阻陈腐除。

【性味归经】辛，平。归脾、胃、肺经。

【功效主治】

功效	主治
化湿△△△	湿阻中焦
解暑△△△	暑湿或湿温初起

【用法用量】煎服，5~10g，鲜品加倍。

苍　术

【歌诀记忆】苍术味辛苦温燥，中焦湿浊用之良；
　　　　　　健脾明目功效著，祛风散寒肌表解。

【性味归经】辛、苦，温。归脾、胃、肝经。

【功效主治】

功效	主治
燥湿健脾△△△	湿阻中焦
祛风散寒△△	风湿痹证、风寒束表
明目△△	夜盲症、眼目昏涩

【用法用量】煎服，5~10g。

【使用注意】阴虚内热、气虚多汗者忌用。

厚　朴

【歌诀记忆】厚朴辛苦行气药，宽中下气除胀满；
　　　　　　痰饮阻肺胸闷喘，燥湿消痰湿寒疗。

【性味归经】苦、辛，温。归脾、胃、肺、大肠经。

【功效主治】

功效	主治
下气除满△△△	湿阻中焦、脘腹胀满、食积气滞、腹胀便秘
燥湿消痰△△△	痰饮喘咳

【用法用量】煎服，3~10g；或入丸散服。

【使用注意】易耗气伤津，故气虚津亏者及孕妇当慎用。

砂　仁

【歌诀记忆】砂仁启脾可化湿，温脾暖胃泻痢止；
　　　　　　行气安胎须后下，寒湿气滞最为宜。

【性味归经】辛，温。归脾、胃、肾经。

【功效主治】

功效	主治
化湿行气△△△	湿阻中焦、脾胃气滞
温中止泻△△△	脾胃虚寒吐泻
安胎△△△	气滞妊娠恶阻、胎动不安

【用法用量】煎服，3~6g，入汤剂宜后下。

【使用注意】阴虚血燥者慎用。

豆　蔻

【歌诀记忆】芳香行气白蔻仁，研细后下入汤剂；
　　　　　　宽中温胃呕吐止，辛温化湿胃气降。

【性味归经】辛，温。归肺、脾、胃经。

【功效主治】

功效	主治
化湿行气△△△	湿阻中焦、脾胃气滞
温中止呕△△	呕吐

【用法用量】煎服，3~6g，入汤剂宜后下。

【使用注意】阴虚血燥者慎用。

草　果

【歌诀记忆】散寒燥湿用草果，寒湿腹痛苔腻浊；
　　　　　　解毒截虐皆可用，辛温芳香辟痰浊。

【性味归经】辛，温。归脾、胃经。

【功效主治】

功效	主治
燥湿温中△△△	寒湿中阻
除痰截疟△△	疟疾

【用法用量】煎服，3~6g。

【使用注意】阴虚血燥者慎用。

鉴别比较记忆

药物	同	异			
		燥湿健脾	止呕	解暑	祛风散寒、明目
苍术	芳香化湿	++	—	—	++
藿香		+	+++	+++	—
佩兰		+	—	+++	—

药物	同	异	
		下气除满消痰	祛风散寒
厚朴	苦温燥湿	+++	—
苍术		—	++

药物	同	异	
		偏行部位	特点
豆蔻	化湿行气、温中止呕、止泻	中上焦	温中偏在胃而善止呕
砂仁		中下焦	温中重在脾而善止泻

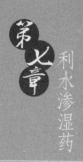

第一节 利水消肿药

茯　苓

【歌诀记忆】茯苓心肺与脾肾，利水消肿甘淡平；
　　　　　　渗湿止泻除痰饮，健脾安神抱根良。

【性味归经】甘、淡，平。归心、肺、脾、肾经。

【功效主治】

功效	主治
利水消肿△△△	水肿
渗湿△△△	痰饮
健脾△△△	脾虚泄泻
宁心安神△△△	心悸、失眠

【用法用量】煎服，9~15g。

【使用注意】虚寒精滑者忌服。

薏苡仁

【歌诀记忆】薏仁甘淡性偏凉，或生或炒因病宜；
　　　　　　利水渗湿亦健脾，清热排脓除痹痛。

【性味归经】甘、淡，凉。归脾、胃、肺经。

【功效主治】

功效	主治
利水消肿△△△	水肿、小便不利、脚气
健脾渗湿△△△	脾虚泄泻
除痹△△	湿痹拘挛
清热排脓△△	肺痈、肠痈

【用法用量】煎服，9~30g。清利湿热宜生用，健脾止泻宜炒用。

【使用注意】津液不足者慎用。

猪　苓

【歌诀记忆】猪苓淡渗可分消，归属肾和膀胱经；

利水消肿通小便，渗湿止泻功效强。

【性味归经】甘、淡，平。归肾、膀胱经。

【功效主治】

功效	主治
利水消肿，渗湿△△△	水肿、小便不利、泄泻

【用法用量】煎服，6~12g。

泽　泻

【歌诀记忆】泽泻甘淡寒肾膀，利水渗湿不伤阴；

既能清解膀胱热，又泻肾火功效良。

【性味归经】甘、淡，寒。归肾、膀胱经。

【功效主治】

功效	主治
利水消肿，渗湿△△△	水肿、小便不利、泄泻
泄热△△	淋证、遗精

【用法用量】煎服，5~10g。

冬瓜皮

【歌诀记忆】冬瓜以皮走皮功，归属脾和小肠经；
利水消肿行皮下，清解暑热证必备。

【性味归经】甘，凉。归脾、小肠经。

【功效主治】

功效	主治
利水消肿△△△	水肿
清热解暑△△△	暑热

【用法用量】煎服，15~30g。

香加皮

【歌诀记忆】归肝心肾香加皮，祛风强骨湿痹除；
辛苦温燥水肿消，有毒用之不宜多。

【性味归经】辛、苦，温。有毒。归肝、肾、心经。

【功效主治】

功效	主治
利水消肿△△	水肿、小便不利
祛风湿，强筋骨△△	风湿痹证

【用法用量】煎服，3~6g；或浸酒服；或入丸散服，酌量。

【使用注意】有毒，服用不宜过量。

第二节　利尿通淋药

车前子

【歌诀记忆】车前味甘且性寒，清肺化痰用之良；
　　　　　　利尿通淋兼明目，渗湿止泻用之良。

【性味归经】甘，寒。归肝、肾、肺、小肠经。

【功效主治】

功效	主治
利尿通淋△△△	淋证、水肿
渗湿止泻△△△	泄泻
明目△△	目赤肿痛、目暗昏花、翳障
祛痰△△	痰热咳嗽

【用法用量】煎服，9~15g，宜包煎。

【使用注意】肾虚精滑者慎用。

滑石

【歌诀记忆】滑石味甘性偏寒，利尿通淋用之良；
　　　　　　清热解暑消石淋，收湿敛疮湿疹清。

【性味归经】甘、淡，寒。归膀胱、肺、胃经。

【功效主治】

功效	主治
利尿通淋△△△	热淋、石淋、尿热涩痛
清热解暑△△△	暑湿、湿温
外用收湿敛疮△△△	湿疮、湿疹、痱子

【用法用量】煎服，10~20g，宜包煎。外用适量。

【使用注意】脾虚、热病伤津者及孕妇忌用。

木　通

【歌诀记忆】木通苦寒水道通，主入膀胱小肠心；

　　　　　　利尿通淋清心火，通经下乳经闭停。

【性味归经】苦，寒。有毒。归心、小肠、膀胱经。

【功效主治】

功效	主治
利尿通淋△△△	热淋涩痛、水肿
清心火△△	口舌生疮、心烦尿赤
通经下乳△△△	经闭乳少

【用法用量】煎服，3~6g。

【使用注意】有毒，故用量不宜过大，也不宜久服。肾功能不全者及孕妇忌服。内无湿热者、儿童与年老体弱者慎用。

通　草

【歌诀记忆】通草性味寒甘淡，质轻主入肺胃经；

　　　　　　利尿通淋兼通乳，淋证水肿服之安。

【性味归经】甘、淡，微寒。归肺、胃经。

【功效主治】

功效	主治
利尿通淋△△△	淋证、水肿
通气下乳△△△	产后乳汁不下

【用法用量】煎服，3~5g。

【使用注意】孕妇慎用。

瞿　麦

【歌诀记忆】瞿麦味苦性偏寒，利尿通淋主分消；

破血通经逐瘀血，月经不调服之痊。

【性味归经】苦，寒。归心、小肠经。

【功效主治】

功效	主治
利尿通淋△△△	淋证
破血通经△△	闭经、月经不调

【用法用量】煎服，9~15g。

【使用注意】孕妇忌服。

萹　蓄

【歌诀记忆】萹蓄苦寒行膀胱，善杀疥虫兼止痒；

脾胃虚寒要慎用，利尿通淋分消良。

【性味归经】苦，微寒。归膀胱经。

【功效主治】

功效	主治
利尿通淋△△△	淋证
杀虫止痒△	虫证、湿疹、阴痒

【用法用量】煎服，9~15g；鲜品加倍。外用适量。

【使用注意】脾虚者慎用。

地肤子

【歌诀记忆】利尿通淋有地肤，药性偏寒味辛苦；

止痒清热兼利湿，湿疹风疹皆能除。

【性味归经】辛、苦，寒。归肾、膀胱经。

【功效主治】

功效	主治
利尿通淋△△	淋证
清热利湿，止痒△△△	阴痒带下、风疹、湿疹

【用法用量】煎服，9~15g。外用适量。

海金沙

【歌诀记忆】淋痛要药海金沙，利水消肿效用佳；
　　　　　味咸性寒清湿热，肾阴亏虚勿用它。

【性味归经】甘、咸，寒。归膀胱、小肠经。

【功效主治】

功效	主治
利尿通淋，止痛△△△	淋证

【用法用量】煎服，6~15g，宜包煎。

【使用注意】肾阴亏虚者慎服。

石　韦

【歌诀记忆】石韦清肺止咳喘，味苦性寒化痰涎；
　　　　　游走膀胱除石淋，凉血止血崩中衄。

【性味归经】甘、苦，微寒。归肺、膀胱经。

【功效主治】

功效	主治
利尿通淋△△△	淋证
清肺止咳△△	肺热咳喘
凉血止血△	血热出血

【用法用量】煎服，6~12g。

萆　薢

【歌诀记忆】膏淋要药用萆薢，分消去浊最为宜；
　　　　　　药性苦平归肾胃，祛风通络可除痹。

【性味归经】苦，平。归肾、胃经。

【功效主治】

功效	主治
利湿去浊△△△	膏淋、白浊
祛风除痹△△	风湿痹痛

【用法用量】煎服，9~15g。

【使用注意】肾阴亏虚、遗精滑泄者慎用。

第三节　利湿退黄药

茵　陈

【歌诀记忆】三月茵陈四月蒿，归经脾胃与肝胆；
　　　　　　清热利湿治瘙痒，利胆退黄祛黄疸。

【性味归经】苦、辛，微寒。归脾、胃、肝、胆经。

【功效主治】

功效	主治
利湿退黄△△△	黄疸
解毒疗疮△△	湿疮瘙痒

【用法用量】煎服，6~15g。外用适量，煎汤熏洗。

【使用注意】蓄血发黄者及血虚萎黄者慎用。

金钱草

【歌诀记忆】利湿退黄用金钱，善消结石利肝胆；

甘咸微寒清湿热，解毒消肿疗火丹。

【性味归经】甘、咸，微寒。归肝、胆、肾、膀胱经。

【功效主治】

功效	主治
利湿退黄△△△	湿热黄疸
利尿通淋△△△	石淋、热淋
解毒消肿△△	痈肿疔疮、毒蛇咬伤

【用法用量】煎服，15~60g，鲜品加倍。外用适量。

虎 杖

【歌诀记忆】虎杖一味有多用，通便利湿黄疸退；

散瘀止痛调经血，清热解毒化痰咳。

【性味归经】微苦，微寒。归肝、胆、肺经。

【功效主治】

功效	主治
利湿退黄△△△	湿热黄疸、淋浊、带下
清热解毒△△△	水火烫伤、痈肿疮毒、毒蛇咬伤
散瘀止痛△△	经闭癥瘕、跌打损伤
化痰止咳△△	肺热咳嗽
泻下通便△	热结便秘

【用法用量】煎服，9~15g。外用适量。

【使用注意】孕妇忌服。

药物	同	异					
		利水消肿	健脾	清热	排脓消痈	除痹	宁心安神
薏苡仁	利水消肿、渗湿	++	+	+	++	+	—
茯苓		++	+	—	—	—	++
猪苓		+++	—	—	—	—	—

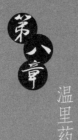

附 子

【歌诀记忆】附子回阳救逆强，归心肾脾可补火；

辛甘大热须炮制，散寒止痛一猛将。

【性味归经】辛、甘，大热。有毒。归心、肾、脾经。

【功效主治】

功效	主治
回阳救逆△△△	亡阳证
补火助阳△△△	阳虚证
散寒止痛△△△	寒痹证

【用法用量】煎服，3~15g。有毒，宜先煎0.5~1h，至口尝无麻辣感为度。

【使用注意】孕妇及阴虚阳亢者忌用。生品外用，内服须炮制。若内服过量，或炮制、煎煮方法不当，可引起中毒。反半夏、瓜蒌、贝母、白蔹、白及，不宜同用。

干 姜

【歌诀记忆】干姜辛热温里佳，回阳通脉暖中阳；

温肺化饮治寒喘，腹痛呕吐服之康。

【性味归经】辛，热。归脾、胃、肾、心、肺经。

【功效主治】

功效	主治
温中散寒△△△	腹痛吐泻
回阳通脉△△△	亡阳证
温肺化饮△△△	寒饮喘咳

【用法用量】煎服，3~10g。

【使用注意】辛热燥烈，阴虚内热、血热妄行者忌用。

肉 桂

【歌诀记忆】辛甘大热生肉桂，补火散寒疼痛止；

益阳消阴相火随，温经通脉引火归。

【性味归经】辛、甘，大热。归肾、脾、心、肝经。

【功效主治】

功效	主治
补火助阳△△△	阳痿、宫冷
散寒止痛△△△	腹痛、寒疝
温经通脉△△△	腰痛、胸痹、阴疽、闭经、痛经
引火归原△△△	虚阳上浮

【用法用量】煎服，1~4.5g，宜后下或焗服；研末冲服，每次1~2g。

【使用注意】阴虚火旺、里有实热、血热妄行出血者及孕妇忌用。畏赤石脂。

吴茱萸

【歌诀记忆】辛苦热毒吴茱萸，归属肝脾胃肾经；

散寒止痛降咳逆，助阳止泻呕吐停。

【性味归经】辛、苦，热。有小毒。归肝、脾、胃、肾经。

【功效主治】

功效	主治
散寒止痛△△△	寒凝疼痛
降逆止呕△△△	胃寒呕吐
助阳止泻△△△	虚寒泄泻

【用法用量】煎服，1.5~4.5g。外用适量。

【使用注意】辛热燥烈，易耗气动火，故不宜多用、久服。阴虚有热者忌用。

小茴香

【歌诀记忆】茴香理气和脾胃，善治中焦虚寒证；

　　　　　　寒疝腹痛睾偏坠，少腹冷痛用之魁。

【性味归经】辛，温。归肝、肾、脾、胃经。

【功效主治】

功效	主治
散寒止痛△△△	寒疝腹痛、睾丸偏坠胀痛、少腹冷痛、痛经
理气和胃△△	中焦虚寒气滞证

【用法用量】煎服，3~6g。外用适量。

【使用注意】阴虚火旺者慎用。

丁　香

【歌诀记忆】丁香辛温脾肺胃，配伍须记畏郁金；

　　　　　　胃寒呕吐脘腹冷，服之温肾助阳行。

【性味归经】辛，温。归脾、胃、肺、肾经。

【功效主治】

功效	主治
温中降逆△△△	胃寒呕吐、呃逆
散寒止痛△△△	脘腹冷痛
温肾助阳△	阳痿、宫冷

【用法用量】煎服，1~3g。外用适量。

【使用注意】热证及阴虚内热者忌用。畏郁金，不宜同用。

高良姜

【歌诀记忆】温脾辛热高良姜，散寒止痛用之良；
　　　　　　胃寒腹痛暴冷除，温中止呕效力强。

【性味归经】辛，热。归脾、胃经。

【功效主治】

功效	主治
散寒止痛△△△	胃寒冷痛、泄泻
温中止呕△△	胃寒呕吐

【用法用量】煎服，3~6g；研末服，每次3g。

花　椒

【歌诀记忆】花椒温燥入脾胃，善治瘙痒亦驱蛔；
　　　　　　散寒止痛效甚好，煎汤外洗湿疹退。

【性味归经】辛，温。归脾、胃、肾经。

【功效主治】

功效	主治
温中止痛△△	中焦虚寒、腹痛吐泻
杀虫止痒△△	虫积腹痛、湿疹、阴痒

【用法用量】煎服，3~6g。外用适量，煎汤熏洗。

药物	同	异					
		健运脾阳 而止呕	散寒 止痛	补火 助阳	引火归原、 温经通脉	回阳 救逆	温肺 化饮
肉桂	温中散寒止 痛	+	+++	+++	+++	—	—
附子		+	+++	+++	++	+++	—
干姜		+++	+	+	+	+	+++

药物	同	异			
		除寒之别	助阳	引火归原	药性特点
肉桂	散寒止痛、 温经通脉	里寒	+++	+++	治肾阳不足、命门火衰
桂枝		表寒	+	—	治风寒表证、痰饮、蓄 水证

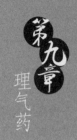

第九章 理气药

陈　皮

【歌诀记忆】理气健脾是陈皮，辛苦性温归肺脾；
　　　　　　燥湿化痰止肺咳，脾胃气滞湿痰消。

【性味归经】辛、苦，温。归脾、肺经。

【功效主治】

功效	主治
理气健脾△△△	脾胃气滞、呕吐、呃逆
燥湿化痰△△△	湿痰、寒痰咳嗽、胸痹

【用法用量】煎服，3~9g。

青　皮

【歌诀记忆】青皮苦辛且性温，归经主入肝胆胃；
　　　　　　疏肝散结可破气，消积化滞癥痞除。

【性味归经】苦、辛，温。归肝、胆、胃经。

【功效主治】

功效	主治
疏肝破气△△△	肝郁气滞证、气滞脘腹疼痛
消积化滞△△	食积腹痛、癥瘕积聚、久疟痞块

【用法用量】煎服，3~9g。醋炙疏肝止痛力强。

枳 实

【歌诀记忆】苦辛酸温是枳实，破气消积化痰痞；
　　　　　　食积气滞腹痞满，化痰祛滞疼痛止。

【性味归经】苦、辛、酸，温。归脾、胃、大肠经。

【功效主治】

功效	主治
破气除痞△△△	胸痹、结胸、气滞胸胁疼痛、产后腹痛
化痰消积△△△	胃肠积滞、湿热泻痢

【用法用量】煎服，3~9g，大量可用至30g。炒后性较平和。

【使用注意】孕妇慎用。

木 香

【歌诀记忆】辛苦性温是木香，脾胃大肠胆三焦；
　　　　　　行气止痛效力强，消食导滞健脾胃。

【性味归经】辛、苦，温。归脾、胃、大肠、胆、三焦经。

【功效主治】

功效	主治
行气止痛，健脾消食△△△	脾胃气滞、泻痢里急后重、腹痛胁痛、黄疸、疝气疼痛、胸痹
醒脾开胃△△△	减轻补益药的滋腻碍胃和滞气之弊

【用法用量】煎服，1.5~6g。生用行气力强；煨用行气力缓而实肠止泻，用于泄泻腹痛。

沉 香

【歌诀记忆】沉香辛苦性微温，归经主入脾胃肾；

行气止痛降逆良，温肾纳气平喘神。

【性味归经】辛、苦，微温。归脾、胃、肾经。

【功效主治】

功效	主治
行气止痛△△△	胸腹胀痛
温中止呕△△	胃寒呕吐
纳气平喘△△△	虚喘

【用法用量】煎服，1.5~4.5g，宜后下；或磨汁冲服；或入丸散服，每次0.5~1g。

檀　香

【歌诀记忆】味辛性温话檀香，行气止痛归心肺；
　　　　　　散寒调中入脾胃，胸腹寒凝气滞解。

【性味归经】辛，温。归脾、胃、心、肺经。

【功效主治】

功效	主治
行气止痛，散寒调中△△	寒凝气滞、胸腹疼痛

【用法用量】煎服，2~5g，宜后下；或入丸散服，1~3g。

【使用注意】阴虚火旺、实热吐衄者慎用。

川楝子

【歌诀记忆】川楝苦寒有小毒，肝胃小肠膀胱入；
　　　　　　行气止痛又杀虫，肝郁有热用之良。

【性味归经】苦，寒。有小毒。归肝、胃、小肠、膀胱经。

【功效主治】

功效	主治
行气止痛△△△	肝郁化火诸痛证
杀虫△△	虫积腹痛、头癣、湿疮

【用法用量】煎服，4.5~9g。外用适量。炒用寒性减低。

【使用注意】有毒，不宜过量或持续服用，以免中毒。其性寒，脾胃虚寒者慎用。

乌　药

【歌诀记忆】乌药行气温肾寒，辛温肺脾肾膀胱；

　　　　　　寒凝气滞诸痛止，尿频遗尿益智配。

【性味归经】辛，温。归肺、脾、肾、膀胱经。

【功效主治】

功效	主治
行气止痛△△△	寒凝气滞胸腹诸痛证
温肾散寒△△△	尿频、遗尿

【用法用量】煎服，3~9g。

荔枝核

【歌诀记忆】荔枝核善除寒疝，归肝胃经主理气；

　　　　　　祛寒散结兼止痛，睾丸肿痛及疝气。

【性味归经】甘、微苦，温。归肝、胃经。

【功效主治】

功效	主治
行气散结△△	疝气痛、睾丸肿痛
散寒止痛△	胃脘久痛、痛经、产后腹痛

【用法用量】煎服，4.5~9g；或入丸散服。

香　附

【歌诀记忆】调经止痛用香附，药性平辛微甘苦；

　　　　　　疏肝理气治气滞，调经止痛治经病。

【性味归经】辛、微苦、微甘，平。归肝、脾、三焦经。

【功效主治】

功效	主治
疏肝解郁△△△	肝郁气滞胁痛、腹痛
调经止痛△△△	月经不调、痛经、乳房胀痛
理气调中△△	气滞腹痛

【用法用量】煎服，6~9g。醋炙止痛力增强。

佛　手

【歌诀记忆】佛手芳香善醒脾，疏肝解郁最相宜；

　　　　　　胸闷作痛亦可除，燥湿化痰理中气。

【性味归经】辛、苦、酸，温。归肝、脾、胃、肺经。

【功效主治】

功效	主治
疏肝解郁△△△	肝郁胸胁胀痛
理气和中△△	气滞脘腹疼痛
燥湿化痰△△	久咳痰多、胸闷作痛

【用法用量】煎服，3~9g。

薤　白

【歌诀记忆】薤白辛苦温散寒，药力大肠肺胃归；

　　　　　　通阳散结兼导滞，胸痹气滞泻痢除。

【性味归经】辛、苦，温。归心、肺、胃、大肠经。

【功效主治】

功效	主治
通阳散结△△△	胸痹心痛
行气导滞△	脘腹痞满胀痛、泻痢里急后重

【用法用量】煎服，5~9g。

大腹皮

【歌诀记忆】利水消肿大腹皮，理气宽中降气逆；

行气导滞利水肿，胃肠气滞脚气除。

【性味归经】辛，微温。归脾、胃、大肠、小肠经。

【功效主治】

功效	主治
行气宽中△△△	胃肠气滞、脘腹胀闷、大便不爽
利水消肿△△	水肿胀满、脚气浮肿、小便不利

【用法用量】煎服，4.5~9g。

鉴别比较记忆

药物	同	异			
		偏行部位	理气	燥湿化痰	散结止痛、消积化滞
陈皮	理中焦之气而健胃	脾肺	++	+++	——
青皮		肝胃	+++	——	+++

药物	同	异		
		理气止痛	偏行部位	疏肝解郁、调经
木香	理气止痛、宽中消食	+++	脾胃	+
香附		++	肝	+++

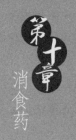

第十章 消食药

山　楂

【歌诀记忆】山楂酸甘性微温，消食化积肉滞分；
　　　　　　归脾胃肝行气良，泻痢腹痛瘀阻痊。

【性味归经】酸、甘，微温。归脾、胃、肝经。

【功效主治】

功效	主治
消食化积△△△	肉食积滞
行气散瘀△△	泻痢腹痛、疝气痛、产后瘀阻胸腹痛、痛经

【用法用量】煎服，10~15g，大剂量30g。生山楂、炒山楂多用于消食散瘀，焦山楂、山楂炭多用于止泻痢。

【使用注意】脾胃虚弱而无积滞者或胃酸分泌过多者均慎用。

神　曲

【歌诀记忆】神曲味甘效神奇，消食和胃且下气；
　　　　　　健脾止泻炒焦用，伤食泄泻尤宜用。

【性味归经】甘、辛，温。归脾、胃经。

【功效主治】

功效	主治
消食和胃△△△	饮食积滞

【用法用量】煎服，6~15g。消食宜炒焦用。

麦　芽

【歌诀记忆】麦芽归经脾胃肝，用治面积功独擅；
　　　　　　疏肝解郁药效专，回乳消胀妇人喜。

【性味归经】甘，平。归脾、胃、肝经。

【功效主治】

功效	主治
消食健胃△△△	米面薯芋食积
回乳消胀△△△	断乳、乳房胀痛
疏肝解郁△	肝气郁滞或肝胃不和之胁痛、脘腹痛

【用法用量】煎服，10~15g，大剂量30~120g。生麦芽功偏消食健胃，炒麦芽多用于回乳消胀。

【使用注意】哺乳期妇女不宜使用。

稻　芽

【歌诀记忆】稻芽甘温归胃脾，健脾开胃消食积；
　　　　　　生用长于理中焦，米面薯芋食滞去。

【性味归经】甘，温。归脾、胃经。

【功效主治】

功效	主治
消食和中，健脾开胃△△	米面薯芋食积、脾虚食少消化不良

【用法用量】煎服，9~15g。生用长于和中，炒用偏于消食。

莱菔子

【歌诀记忆】莱菔味辛善降气，消食除胀和胃脾；

痰盛气喘服之安，勿与人参同用之。

【性味归经】辛、甘、平。归肺、脾、胃经。

【功效主治】

功效	主治
消食除胀△△△	食积气滞
降气化痰△△△	咳喘痰多、胸闷食少、涌吐风痰

【用法用量】煎服，6~10g。生用吐风痰，炒用消食下气化痰。

【使用注意】辛散耗气，故气虚及无食积、痰滞者慎用。不宜与人参同用。

鸡内金

【歌诀记忆】消积健胃鸡内金，脾虚无积请慎食；

消坚化石尤可用，肾虚遗精皆能治。

【性味归经】甘，平。归脾、胃、小肠、膀胱经。

【功效主治】

功效	主治
消食健胃△△△	饮食积滞、小儿疳积
涩精止遗△△△	肾虚遗精、遗尿
化坚消石△△△	砂石淋证、胆结石

【用法用量】煎服，3~10g；研末服，每次1.5~3g。研末服效果比煎剂好。

【使用注意】脾虚无积滞者慎用。

鉴别比较记忆

药物	同	异	
		消积化滞	行气消胀
莱菔子	消食化积	+++	+
山楂		++	+++

87

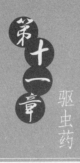

使君子

【歌诀记忆】使君甘温入胃脾，杀虫消疳积滞除；

气味香甜宜小儿，空腹炒服忌热茶。

【性味归经】甘，温。归脾、胃经。

【功效主治】

功效	主治
杀虫△△△	蛔虫病、蛲虫病
消积△△	小儿疳积

【用法用量】煎服，9~12g；捣碎，取仁炒香嚼服，6~9g。小儿每岁1~1.5粒，1日总量不超过20粒。空腹服用，每日1次，连用3天。

【使用注意】大量服用可致呃逆、眩晕、呕吐、腹泻等。若与热茶同服，亦能引起呃逆、腹泻，故服用时当忌饮茶。

苦楝皮

【歌诀记忆】苦寒有毒苦楝皮，驱蛔杀虫功效良；

清热燥湿疥癣离，湿疹瘙痒外用涂。

【性味归经】苦，寒。有毒。归肝、脾、胃经。

【功效主治】

功效	主治
杀虫△△△	蛔虫病、蛲虫病、钩虫病
疗癣△△	疥癣、湿疮

【用法用量】煎服，4.5~9g，鲜品 15~30g。外用适量。

【使用注意】有毒，不宜过量或持续久服。有效成分难溶于水，须文火久煎。

槟　榔

【歌诀记忆】槟榔杀虫消食积，辛散苦泄性温热；
　　　　　　肠虫食积气滞用，水肿脚气截疟配。

【性味归经】苦、辛，温。归胃、大肠经。

【功效主治】

功效	主治
杀虫消积△△△	肠道寄生虫病
行气△△△	食积气滞、泻痢后重
利水△△	水肿、脚气肿痛
截疟△△	疟疾

【用法用量】煎服，3~10g。驱绦虫、姜片虫 30~60g。生用力佳，炒用力缓。鲜者优于陈久者。

【使用注意】脾虚便溏或气虚下陷者忌用。孕妇慎用。

雷　丸

【歌诀记忆】雷丸苦寒有小毒，研粉吞服诸虫伏；
　　　　　　驱杀绦虫消疳积，脾胃虚寒须慎服。

【性味归经】微苦，寒。有小毒。归胃、大肠经。

【功效主治】

功效	主治
杀虫△△	绦虫病、钩虫病、蛔虫病
消疳△	小儿疳积

【用法用量】入丸散服，15~21g。每次5~7g，饭后用温开水调服，每日3次，连服3日。

【使用注意】不宜入煎剂，因含蛋白酶，加热60℃左右即易被破坏而失效。有虫积而脾胃虚寒者慎服。

榧　子

【歌诀记忆】榧子杀虫药效剧，主入肺胃大肠经；
　　　　　　润肠通便治便秘，虫积腹痛兼燥咳。

【性味归经】甘，平。归肺、胃、大肠经。

【功效主治】

功效	主治
杀虫消积△△	虫积腹痛
润肠通便△	肠燥便秘
润肺止咳△	肺燥咳嗽

【用法用量】煎服，10~15g；炒熟嚼服，一次用15g。

【使用注意】入煎剂宜生用。大便溏薄、肺热咳嗽者不宜用。服用时，不宜食绿豆，以免影响疗效。

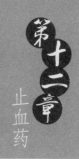
第一节 凉血止血药

小 蓟

【歌诀记忆】小蓟性凉味苦甘，止血散瘀归心肝；

尿血血淋但用之，凉血止血痈疽散。

【性味归经】甘、苦，凉。归心、肝经。

【功效主治】

功效	主治
凉血止血△△△	血热出血
散瘀解毒消痈△△△	热毒痈肿

【用法用量】煎服，10~15g，鲜品加倍。外用适量，捣敷患处。

大 蓟

【歌诀记忆】大蓟苦甘凉心肝，化瘀解毒散血瘀；

凉血止血疮痈消，降压退黄利肝胆。

【性味归经】甘、苦，凉。归心、肝经。

【功效主治】

功效	主治
凉血止血△△△	血热出血
散瘀解毒消痈△△△	热毒痈肿

【用法用量】煎服，10~15g，鲜品 30~60g。外用适量，捣敷患处。

地　榆

【歌诀记忆】地榆归肝与大肠，凉血止血寒酸涩；
　　　　　解毒敛疮痈疽安，水火烫伤功效强。

【性味归经】苦、酸、涩，微寒。归肝、大肠经。

【功效主治】

功效	主治
凉血止血△△△	血热出血
解毒敛疮△△△	烫伤、湿疹、疮疡痈肿

【用法用量】煎服，10~15g，大剂量可用至 30g；或入丸散服。外用适量。止血多炒炭用，解毒敛疮多生用。

【使用注意】性寒酸涩，凡虚寒性便血、下痢、崩漏及出血有瘀者慎用。对于大面积烧伤患者，不宜使用地榆制剂外涂，以防止其所含鞣质被大量吸收而引起中毒性肝炎。

槐　花

【歌诀记忆】槐花味苦性寒凉，归经入肝及大肠；
　　　　　清肝明目降火功，凉血止血效果强。

【性味归经】苦，微寒。归肝、大肠经。

【功效主治】

功效	主治
凉血止血△△△	血热出血、痔疮
清肝泻火△	目赤、头痛

【用法用量】煎服，10~15g。外用适量。止血多炒炭用，清热泻火宜生用。

【使用注意】脾胃虚寒及阴虚发热而无实火者慎用。

侧柏叶

【歌诀记忆】苦涩性寒侧柏叶，清热收敛善凉血；

祛痰止咳止崩漏，生发乌发药效绝。

【性味归经】苦、涩，寒。归肺、肝、脾经。

【功效主治】

功效	主治
凉血止血△△△	血热出血
化痰止咳△△△	肺热咳嗽
生发乌发△△△	脱发、须发早白

【用法用量】煎服，10~15g。外用适量。止血多炒炭用，化痰止咳宜生用。

白茅根

【歌诀记忆】白茅根茎味甘寒，清肺祛痰平咳喘；

凉血止血消吐衄，淋证水肿胃火降。

【性味归经】甘，寒。归肺、胃、膀胱经。

【功效主治】

功效	主治
凉血止血△△	血热出血
清热利尿△△	水肿、热淋、黄疸
清肺胃热△△	胃热呕吐、肺热咳喘

【用法用量】煎服，15~30g，鲜品加倍，以鲜品为佳；可捣汁服。多生用，止血亦可炒炭用。

第二节 化瘀止血药

三 七

【歌诀记忆】三七微苦甘性温,化瘀止血正气存;
消肿定痛跌打伤,补虚强壮益劳损。

【性味归经】甘、微苦,温。归肝、胃经。

【功效主治】

功效	主治
化瘀止血△△△	出血证
活血定痛△△△	跌打损伤,瘀血肿痛
补虚强壮△△	虚损劳伤

【用法用量】多研末吞服,1~1.5g;煎服,3~10g;亦入丸散服。外用适量,研末外掺或调敷。

【使用注意】孕妇慎用。

茜 草

【歌诀记忆】苦寒茜草肝经行,凉血止血治出血;
活血通经治经闭,跌打损伤风湿痛。

【性味归经】苦,寒。归肝经。

【功效主治】

功效	主治
凉血化瘀止血△△△	出血证
化瘀通经△△△	血瘀经闭、跌打损伤、风湿痹痛

【用法用量】煎服,10~15g,大剂量可用30g;亦入丸散服。止血炒炭用,活血通经生用或酒炒用。

蒲 黄

【歌诀记忆】蒲黄味甘药性平，入血入心入肝经；
化瘀止血兼利尿，血淋出血心腹疼。

【性味归经】甘，平。归肝、心包经。

【功效主治】

功效	主治
止血△△△	出血证
化瘀△△	瘀血痛证
利尿△△	血淋尿血

【用法用量】煎服，3~10g，包煎。外用适量，研末外掺或调敷。止血多炒用，化瘀、利尿多生用。

降 香

【歌诀记忆】降香化瘀且和中，活血止血有神功；
辛散温通入肝脾，降气止呕定痛安。

【性味归经】辛，温。归肝、脾经。

【功效主治】

功效	主治
化瘀止血△△	出血证
理气止痛△△	胸胁疼痛、跌损瘀痛
降气辟秽，和中止呕△	呕吐腹痛

【用法用量】煎服，3~6g，宜后下；研末吞服，每次1~2g。外用适量，研末外敷。

第三节 收敛止血药

白 及

【歌诀记忆】白及苦甘涩性寒，止血且擅收敛功；
肺胃出血功独具，手足皲裂效在先。

【性味归经】苦、甘、涩，寒。归肺、胃、肝经。

【功效主治】

功效	主治
收敛止血△△△	出血证
消肿生肌△△	痈肿疮疡、手足皲裂、水火烫伤

【用法用量】煎服，3~10g；大剂量可用至30g；亦可入丸散服。入散剂，每次用2~5g；研末吞服，每次1.5~3g。外用适量。

【使用注意】不宜与乌头类药材同用。

仙鹤草

【歌诀记忆】仙鹤全草苦涩平，收敛止血泻痢停；
杀虫截疟用之效，补虚强壮益神形。

【性味归经】苦、涩，平。归心、肝经。

【功效主治】

功效	主治
收敛止血△△△	出血证
止痢△△	腹泻、痢疾
截疟△	疟疾寒热
补虚△	脱力劳伤
解毒杀虫△	疮疖痈肿、阴痒带下

【用法用量】煎服，3~10g；大剂量可用至 30~60g。外用适量。

棕榈炭

【歌诀记忆】苦涩性平棕榈炭，崩漏吐衄出血敛；

　　　　　　久泻久痢及带下，年久败棕效甚显。

【性味归经】苦、涩，平。归肝、肺、大肠经。

【功效主治】

功效	主治
收敛止血△△△	出血证
止泻止带△△△	久泻久痢、妇人带下

【用法用量】煎服，3~10g；研末服，1~1.5g。

【使用注意】出血兼有瘀滞及湿热下痢初起者慎用。

血余炭

【歌诀记忆】血余本是人发炭，肝胃两经可收敛；

　　　　　　散瘀止血不留瘀，苦降通窍利水泉。

【性味归经】苦，平。归肝、胃经。

【功效主治】

功效	主治
收敛止血△△△	出血证
化瘀利尿△△	小便不利

【用法用量】煎服，6~10g；研末服，1.5~3g。外用适量。

第四节　温经止血药

艾　叶

【歌诀记忆】艾叶散寒苦辛温，入肝脾肾此三经；
　　　　　　温经散寒湿痒祛，止血安胎调经擅。

【性味归经】辛、苦，温。有小毒。归肝、脾、肾经。

【功效主治】

功效	主治
温经止血△△△	出血证
散寒调经△△△	月经不调，痛经
安胎△△△	胎动不安

【用法用量】煎服，3~10g。外用适量，温灸的主要原料。温经止血宜炒炭用，余生用。

炮　姜

【歌诀记忆】炮姜散寒专温中，虚寒痛泻及呕吐；
　　　　　　守而不走味辛热，温经止血调冲任。

【性味归经】辛，热。归脾、胃、肾经。

【功效主治】

功效	主治
温经止血△△△	出血证
温中止痛△△	腹痛、腹泻

【用法用量】煎服，3~6g。

药物	同	异		
		凉血止血	散瘀消痈	利尿通淋
大蓟	凉血止血、散瘀解毒消痈	+++	++	+
小蓟		++	+	++

药物	同	异		
		收涩止血	崩漏	痔血
地榆	凉血止血，善治下部出血	++	+++	++
槐花		—	++	+++

药物	同	异			
		加工炮制方法	温中散寒	止呕	止血
生姜	为同一植物来源，均可温中散寒	鲜品	+（散表寒）	+++	—
干姜		干燥	+++（散里寒）	++	—
炮姜		干姜砂烫或炒炭	++（偏行于血分）	++	+++

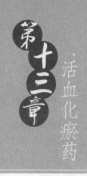

第十三章 活血化瘀药

第一节　活血止痛药

川　芎

【歌诀记忆】川芎辛温助清阳，血中气药功效强；

活血行气治瘀滞，祛风止痛治头疼。

【性味归经】辛，温。归肝、胆、心包经。

【功效主治】

功效	主治
活血行气△△△	血瘀气滞痛证
祛风止痛△△△	头痛、风湿痹痛

【用法用量】煎服，3~9g。

【使用注意】阴虚火旺、多汗、热盛、无瘀之出血者及孕妇慎用。

延胡索

【歌诀记忆】辛苦性温延胡索，归入心肝与脾经；

活血行气擅止痛，若与醋制功效峻。

【性味归经】辛、苦，温。归心、肝、脾经。

【功效主治】

功效	主治
活血行气止痛△△△	气血瘀滞痛证

【用法用量】煎服，3~10g；研粉吞服，每次1~3g。

郁　金

【歌诀记忆】郁金性寒味辛苦，归入肝胆及心经；
　　　　　　活血止痛兼止血，利胆退黄开窍神。

【性味归经】辛、苦，寒。归肝、胆、心经。

【功效主治】

功效	主治
活血止痛△△△	气滞血瘀痛证
行气解郁△△	热病神昏、癫痫痰闭
清心凉血△△	吐血、衄血、倒经、尿血、血淋
利胆退黄△△	肝胆湿热黄疸、胆石症

【用法用量】煎服，5~12g；研末服，2~5g。

【使用注意】畏丁香。

姜　黄

【歌诀记忆】姜黄味辛苦性温，破血行气瘀伤消；
　　　　　　横走肢臂湿痛除，经闭跌打用之效。

【性味归经】辛、苦，温。归肝、脾经。

【功效主治】

功效	主治
活血行气、通经止痛△△△	气滞血瘀痛证、风湿痹痛、牙痛、疮疡痈肿、皮癣痛痒

【用法用量】煎服，3~10g。外用适量。

【使用注意】血虚无气滞血瘀者慎用。孕妇忌用。

乳　香

【歌诀记忆】乳香归于心肝脾，血瘀诸痛效神奇；

　　　　　　消肿止痛兼生肌，跌打损伤疮疡离。

【性味归经】辛、苦，温。归心、肝、脾经。

【功效主治】

功效	主治
消肿生肌△△	跌打损伤、疮疡痈肿
活血行气止痛△△△	气滞血瘀痛证

【用法用量】煎服，3~10g，宜炒去油用。外用适量，研末外敷，生用或炒用。

【使用注意】胃弱者慎用。孕妇及无瘀滞者忌用。

没　药

【歌诀记忆】没药辛平有奇功，散血祛瘀消肿痛；

　　　　　　生肌且善治疮疡，配伍乳香效更宏。

【性味归经】辛、苦，平。归心、肝、脾经。

【功效主治】

功效	主治
活血止痛△△△	气滞血瘀痛证
消肿生肌△△	跌打损伤、疮疡痈肿

【用法用量】煎服，3~10g。外用适量。

【使用注意】胃弱者慎用。孕妇及无瘀滞者忌用。

五灵脂

【歌诀记忆】五灵脂咸苦甘温，入肝化瘀止血专；

活血止痛配蒲黄，蛇伤痈肿均能散。

【性味归经】苦、咸、甘，温。归肝经。

【功效主治】

功效	主治
活血止痛△△△	瘀血阻滞痛证
化瘀止血△	瘀血阻滞出血

【用法用量】煎服，3~10g，宜包煎。

【使用注意】血虚无瘀者及孕妇慎用。人参畏五灵脂，二者一般不宜同用。

第二节　活血调经药

丹　参

【歌诀记忆】丹参苦寒归心肝，一味功抵四物煎；

　　　　　　活血调经癥瘕消，清心养神失眠安。

【性味归经】苦，微寒。归心、心包、肝经。

【功效主治】

功效	主治
活血调经△△△	月经不调、闭经痛经、产后瘀滞腹痛
祛瘀止痛△△△	血瘀心痛、脘腹疼痛、癥瘕积聚、跌打损伤、风湿痹证
凉血消痈△△△	疮痈肿毒
除烦安神△△	热病烦躁神昏、心悸失眠

【用法用量】煎服，5~15g。活血化瘀宜酒炙用。

【使用注意】孕妇慎用。反藜芦。

红　花

【歌诀记忆】红花归经入心肝，辛散温通瘀证散；

活血通经疮痛退，消肿止痛疹斑消。

【性味归经】辛，温。归心、肝经。

【功效主治】

功效	主治
活血通经，祛瘀止痛△△△	血滞经闭、痛经、产后瘀滞腹痛、癥瘕积聚、胸痹心痛、血瘀腹痛、胁痛、跌打损伤、瘀滞肿痛、瘀滞斑疹色暗

【用法用量】煎服，3~10g。外用适量。

【使用注意】孕妇忌用。有出血倾向者慎用。

桃　仁

【歌诀记忆】桃仁小毒苦甘平，能入血分瘀滞除；

清热解毒润肺肠，止咳平喘亦可用。

【性味归经】苦、甘，平。有小毒。归心、肝、大肠经。

【功效主治】

功效	主治
活血祛瘀△△△	瘀血阻滞诸证、肺痈、肠痈
润肠通便△△	肠燥便秘
止咳平喘△	咳嗽气喘

【用法用量】煎服，5~10g，捣碎用。桃仁霜入汤剂宜包煎。

【使用注意】有毒，不可过量。孕妇忌用。便溏者慎用。

益母草

【歌诀记忆】苦辛微寒益母草，经滞胎产均可煎；

活血祛瘀利水肿，清热解毒散疮痈。

【性味归经】辛、苦，微寒。归心、肝、膀胱经。

【功效主治】

功效	主治
活血调经△△△	血滞经闭、痛经、经行不畅、产后恶露不尽、瘀滞腹痛、跌打损伤
利水消肿△△	水肿、小便不利
清热解毒△	疮痈肿毒、皮肤瘾疹

【用法用量】10~30g，煎服；或熬膏，入丸剂。外用适量，捣敷或煎汤外洗。

【使用注意】无瘀滞及阴虚血少者忌用。

泽 兰

【歌诀记忆】泽兰微温归肝脾，血瘀痛经闭经治；

祛瘀消痈消水肿，跌打损伤疗效奇。

【性味归经】苦、辛，微温。归肝、脾经。

【功效主治】

功效	主治
活血调经△△△	血瘀经闭、痛经、产后瘀滞腹痛、跌打损伤、瘀肿疼痛、疮痈肿毒
利水消肿△△	水肿、腹水

【用法用量】煎服，10~15g。外用适量。

【使用注意】血虚及无瘀滞者慎用。

牛 膝

【歌诀记忆】苦酸甘平是牛膝，活血通经瘀血清；

补肾强骨降逆火，引火下行通淋利。

【性味归经】苦、甘、酸，平。归肝、肾经。

【功效主治】

功效	主治
活血通经△△△	瘀血阻滞经闭、痛经、胞衣不下、跌打伤痛
补肝肾，强筋骨△△△	腰膝酸痛、下肢痿软
利水通淋△△	淋证、水肿、小便不利
引火（血）下行△△△	头痛、眩晕、齿痛、口舌生疮、吐血、衄血

【用法用量】煎服，6~15g。活血通经、利水通淋、引火（血）下行宜生用，补肝肾、强筋骨宜酒炙用。

【使用注意】动血之品，性专下行，孕妇及月经过多者忌服。中气下陷、脾虚泄泻、下元不固及多梦遗精者慎用。

鸡血藤

【歌诀记忆】苦微甘温鸡血藤，活血补血归肝肾；

　　　　　　月经不调腰膝痛，散瘀舒筋新血生。

【性味归经】苦、微甘，温。归肝、肾经。

【功效主治】

功效	主治
行血补血，调经△△△	月经不调、痛经、闭经
舒筋活络△△	风湿痹痛、手足麻木、肢体瘫痪、血虚萎黄

【用法用量】煎服，10~30g；或浸酒服；或熬膏服。

王不留行

【歌诀记忆】王不留行苦且平，通经下乳乳痈消；

　　　　　　走而不守行瘀滞，利尿通淋善下行。

【性味归经】苦，平。归肝、胃经。

【功效主治】

功效	主治
活血通经△△△	血瘀经闭、痛经、难产
下乳消痈△△	产后乳汁不下、乳痈肿痛
利尿通淋△	热淋、血淋、石淋

【用法用量】煎服，5~10g。外用适量。

【使用注意】孕妇慎用。

第三节 活血疗伤药

土鳖虫

【歌诀记忆】咸寒小毒土鳖虫，破血逐瘀积聚除；
通络消肿走肝经，伤科要药续筋骨。

【性味归经】咸，寒。有小毒。归肝经。

【功效主治】

功效	主治
续筋接骨△△	跌打损伤、筋伤骨折、瘀肿疼痛
破血逐瘀△△	血瘀经闭、产后瘀滞腹痛、积聚痞块

【用法用量】煎服，3~10g；研末服，1~1.5g，黄酒送服。外用适量。

【使用注意】孕妇忌服。

自然铜

【歌诀记忆】辛平归肝自然铜，活血散瘀祛痛肿；
接骨疗伤散瘀痛，伤科要药疼痛除。

【性味归经】辛，平。归肝经。

【功效主治】

功效	主治
散瘀止痛，接骨疗伤△	跌打损伤、骨折筋断、瘀肿疼痛

【用法用量】煎服，10~15g；或入丸散服；或醋淬研末服，每次0.3g。外用适量。

【使用注意】不宜久服。凡阴虚火旺、血虚无瘀者慎用。

苏　木

【歌诀记忆】苏木甘咸且性平，活血入于心肝经；
　　　　　　祛瘀通经擅疗伤，外伤经闭痛肿灵。

【性味归经】甘、咸，平。归心、肝经。

【功效主治】

功效	主治
活血疗伤△△	跌打损伤、骨折筋伤、瘀滞肿痛
祛瘀通经△△	血滞经闭、产后瘀阻腹痛、痛经、心腹疼痛、痈肿疮毒

【用法用量】煎服，3~10g。外用适量，研末撒敷。

【使用注意】月经过多者和孕妇忌用。

骨碎补

【歌诀记忆】苦温肝肾骨碎补，功擅补肾强筋骨；
　　　　　　活血疗伤兼止痛，耳鸣耳聋治久泻。

【性味归经】苦，温。归肝、肾经。

【功效主治】

功效	主治
活血续伤△△	跌打损伤或创伤、筋骨损伤、瘀滞肿痛
补肾强骨△	肾虚腰痛脚弱、耳鸣耳聋、牙痛、久泻

【用法用量】煎服，10~15g。外用适量，研末调敷或鲜品捣敷；亦可浸酒擦患处。

【使用注意】阴虚火旺、血虚风燥者慎用。

血　竭

【歌诀记忆】血竭性平味甘咸，树脂凝结打碎研；
　　　　　　活血化瘀疼痛平，止血敛疮善生肌。

【性味归经】甘、咸，平。归肝经。

【功效主治】

功效	主治
活血定痛△△	跌打损伤、瘀滞心腹疼痛
化瘀止血△	外伤出血
敛疮生肌△	疮疡不敛

【用法用量】多入丸散或研末服，每次 1~2g。外用适量，研末外敷。

【使用注意】无瘀血者不宜用。孕妇及月经期患者忌用。

第四节　破血消癥药

莪　术

【歌诀记忆】莪术辛温归肝脾，破血散瘀除经闭；
　　　　　　癥瘕积聚刺痛除，行气止痛食积消。

【性味归经】辛、苦，温。归肝、脾经。

【功效主治】

功效	主治
破血行气△△△	癥瘕积聚、经闭、心腹瘀痛、跌打损伤、瘀肿疼痛
消积止痛△△	食积脘腹胀痛

【用法用量】煎服，3~15g。醋制后可加强祛瘀止痛作用。外用适量。

【使用注意】孕妇及月经过多者忌用。

<h2>三　棱</h2>

【歌诀记忆】三棱辛苦入肝脾，破血行气疗效奇；

癥瘕积聚用之效，消积止痛醋制妙。

【性味归经】辛、苦，平。归肝、脾经。

【功效主治】

功效	主治
破血行气△△△	癥瘕积聚、经闭、心腹瘀痛
消积止痛△△	食积脘腹胀痛

【用法用量】煎服，3~10g。醋制后可加强祛瘀止痛作用。

【使用注意】孕妇及月经过多者忌用。

<h2>水　蛭</h2>

【歌诀记忆】水蛭有毒苦咸平，逐瘀消癥走肝经；

跌打损伤心腹痛，破血通经利水行。

【性味归经】咸、苦，平。有小毒。归肝经。

【功效主治】

功效	主治
破血通经，逐瘀消癥△△△	血瘀经闭、癥瘕积聚、跌打损伤、心腹疼痛

【用法用量】煎服，1.5~3g；研末服，0.3~0.5g。以入丸散或研末服为宜，或以鲜活者放置于瘀肿局部吸血消瘀。

【使用注意】孕妇及月经过多者忌用。

穿山甲

【歌诀记忆】山甲咸寒归胃肝，活血消癥通经佳；

通经下乳为要药，消肿排脓散疮毒。

【性味归经】咸，微寒。归肝、胃经。

【功效主治】

功效	主治
活血消癥△	癥瘕、经闭
通经△	风湿痹痛、中风瘫痪
下乳△	产后乳汁不下
消肿排脓△	痈肿疮毒、瘰疬

【用法用量】煎服，3~10g；研末吞服，每次 1~1.5g。

【使用注意】孕妇慎用。痈肿已溃者忌用。

鉴别比较记忆

药物	同	异		
		药性特点	活血化瘀	利胆退黄
香附	疏肝解郁	偏温，入气分	—	—
郁金		偏寒，既入血分，又入气分	++	++

药物	同	异				
		药用部位	性味	活血散瘀	祛风通痹	凉血	利胆退黄
郁金	其为同一植物来源，均能活血散瘀、行气止痛	块根	苦寒降泄	++	—	++	++
姜黄		根茎	辛温行散	+++	++	—	—

药物	同	异			
		活血调经	祛瘀消痈	利水消肿	清热解毒
益母草	活血调经、祛瘀消痈、利水消肿	++	++	++	++
泽兰		+	+	+	—

药物	同	异	
		活血通经	补肝肾、强筋骨
川牛膝	活血通经、补肝肾、强筋骨、利尿	++	+
怀牛膝	通淋、引火（血）下行	+	++

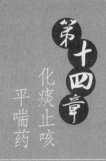

第一节　温化寒痰药

半 夏

【歌诀记忆】半夏化痰主入肺，燥湿化痰降逆呕；
辛温有毒消痞结，亦可外用除肿痛。

【性味归经】辛，温。有毒。归脾、胃、肺经。

【功效主治】

功效	主治
燥湿化痰△△△	湿痰、寒痰
降逆止呕△△△	呕吐
消痞散结△△△	心下痞、结胸、梅核气
外用消肿止痛△	瘿瘤、痰核、痈疽肿毒、毒蛇咬伤

【用法用量】煎服，3~10g，一般宜制过用。炮制品姜半夏长于降逆止呕；法半夏长于燥湿且温性较弱；半夏曲则有化痰消食之功；竹沥半夏能清化热痰，主治热痰、风痰之证。外用适量。

【使用注意】性温燥，阴虚燥咳、血证、热痰、燥痰者均慎用。反乌头。

天 南 星

【歌诀记忆】苦辛温毒天南星，归入肺经肝脾经；

113

祛风解痉消肿疼，燥湿化痰定风痉。

【性味归经】苦、辛，温。有毒。归肺、肝、脾经。

【功效主治】

功效	主治
燥湿化痰△△△	湿痰、寒痰
祛风解痉△△△	风痰眩晕、中风、癫痫、破伤风
外用散结消肿△	痈疽肿痛、蛇虫咬伤

【用法用量】煎服，3~10g，多制用。外用适量。

【使用注意】阴虚燥痰者及孕妇忌用。

白芥子

【歌诀记忆】白芥平喘效力著，温肺化痰利气行；

通络止痛兼散结，久咳火旺须禁服。

【性味归经】辛，温。归肺、胃经。

【功效主治】

功效	主治
温肺利气化痰△△△	寒痰喘咳、悬饮
散结消肿△△△	阴疽流注、肢体麻木、关节肿痛

【用法用量】煎服，3~6g。外用适量，研末调敷；或作发泡用。

【使用注意】辛温走散，耗气伤阴，用量不宜过大。久咳肺虚及阴虚火旺者忌用。消化道溃疡、出血者及皮肤过敏者忌用。

旋覆花

【歌诀记忆】苦辛咸温旋覆花，降气化痰降逆呕；

痰饮壅肺此物佳，用量适宜需包煎。

【性味归经】苦、辛、咸，微温。归肺、胃经。

【功效主治】

功效	主治
降气行水化痰△△△	咳喘痰多、痰饮蓄结、胸膈痞满
降逆止呕△△△	噫气、呕吐

【用法用量】煎服，3~10g，布包煎。

【使用注意】阴虚劳嗽、津伤燥咳者忌用。又因有绒毛，易刺激咽喉作痒而致呛咳呕吐，故须布包入煎。

白　前

【歌诀记忆】白前微温味苦辛，降气化痰归肺经；
　　　　　　肺气壅实肺上逆，寒热虚实咳喘满。

【性味归经】辛、苦，微温。归肺经。

【功效主治】

功效	主治
降气化痰△△△	咳嗽痰多、气喘

【用法用量】煎服，3~10g；或入丸散服。

第二节　清化热痰药

川贝母

【歌诀记忆】苦甘微寒川贝母，归经心肺可化痰；
　　　　　　润肺止咳结肿除，瘰疬乳痈肺痈舒。

【性味归经】苦、甘，微寒。归肺、心经。

【功效主治】

功效	主治
清热化痰，润肺止咳△△△	虚劳咳嗽、肺热燥咳
散结消肿△△	瘰疬、乳痈、肺痈

【用法用量】煎服，3~10g；研末服1~2g。

【使用注意】脾胃虚寒及有湿痰者不宜用。反乌头。

浙贝母

【歌诀记忆】清热散结浙贝母，苦寒偏泄归心肺；

化痰止咳散结消，风热痰热痈毒退。

【性味归经】苦，寒。归肺、心经。

【功效主治】

功效	主治
清热化痰△△△	风热、痰热咳嗽
散结消痈△△	瘰疬、瘿瘤、乳痈疮毒、肺痈

【用法用量】煎服，3~10g。

【使用注意】脾胃虚寒及有湿痰者不宜用。反乌头。

瓜 蒌

【歌诀记忆】瓜蒌甘寒反乌头，清肺化痰止咳喘；

利气宽胸散肿结，散结消痈润肠便。

【性味归经】甘、微苦，寒。归肺、胃、大肠经。

【功效主治】

功效	主治
清热化痰△△△	痰热咳喘
宽胸散结△△△	胸痹、结胸、肺痈、肠痈、乳痈
润肠通便△△	肠燥便秘

【用法用量】煎服，全瓜蒌 10~20g，瓜蒌皮 6~12g，瓜蒌仁 10~15g，打碎入煎。

【使用注意】甘寒而滑，脾虚便溏者及寒痰、湿痰者忌用。反乌头。

竹　茹

【歌诀记忆】甘寒质润俏竹茹，清胃降逆止呕吐；
　　　　　　清化热痰咳喘平，阳明营血火热除。

【性味归经】甘，微寒。归肺、胃、心、胆经。

【功效主治】

功效	主治
清热化痰△△△	肺热咳嗽、痰热心烦不寐
除烦止呕△△	胃热呕吐、妊娠恶阻
凉血止血△	吐血、衄血、崩漏

【用法用量】煎服，6~10g。生用清化痰热，姜汁炙用止呕。

竹　沥

【歌诀记忆】竹沥痰家圣药属，豁痰定惊心窍开；
　　　　　　泻热涤化顽痰消，甘寒滑利寒者慎。

【性味归经】甘，寒。归心、肺、肝经。

【功效主治】

功效	主治
清热豁痰△△△	痰热咳喘
定惊利窍△△	中风痰迷、惊痫癫狂

【用法用量】内服，30~50g，冲服。不能久藏，但可熬膏瓶贮，称竹沥膏；用安瓿瓶密封装置，可以久藏。

【使用注意】性寒，寒痰及便溏者忌用。

天竺黄

【歌诀记忆】味甘性寒天竺黄，风热痰饮用之良；
　　　　　　清心定惊除痰热，中风痰壅及癫痫。

【性味归经】甘，寒。归心、肝经。

【功效主治】

功效	主治
清热化痰△△△	小儿惊风、中风癫痫、热病神昏
清心定惊△△△	痰热咳喘

【用法用量】煎服，3~6g；研粉冲服，每次 0.6~1g。

前　胡

【歌诀记忆】前胡苦辛性微寒，降气化痰归肺经；
　　　　　　痰热阻肺可治之，疏散风热治外感。

【性味归经】苦、辛，微寒。归肺经。

【功效主治】

功效	主治
降气化痰△△△	痰热咳喘
疏散风热△△	风热咳嗽

【用法用量】煎服，6~10g；或入丸散服。

桔　梗

【歌诀记忆】桔梗归肺苦辛平，舟楫之剂性升散；
　　　　　　宣肺利咽兼排脓，胸闷痰多痈脓除。

【性味归经】苦、辛，平。归肺经。

【功效主治】

功效	主治
宣肺，祛痰△△△	咳嗽痰多、胸闷不畅
利咽△△△	咽喉肿痛、失音
排脓△△△	肺痈吐脓

【用法用量】煎服，3~10g；或入丸散服。

【使用注意】性升散，凡有气机上逆、呕吐、呛咳、眩晕、阴虚火旺咳血等证者均不宜用。胃及十二指肠溃疡者慎服。用量过大易致恶心呕吐。

海 藻

【歌诀记忆】海藻咸寒胃肝肾，利水消痰及软坚；
擅消瘿瘤除瘰疬，脚气浮肿反甘草。

【性味归经】咸，寒。归肝、胃、肾经。

【功效主治】

功效	主治
消痰软坚△△△	瘿瘤、瘰疬、睾丸肿痛
利水消肿△△	痰饮水肿

【用法用量】煎服，10~15g。

【使用注意】反甘草。

昆 布

【歌诀记忆】昆布咸寒归肾肝，利水消肿软坚强；
消痰散结破疝气，瘿瘤瘰疮皆能歼。

【性味归经】咸，寒。归肝、肾经。

【功效主治】

功效	主治
消痰软坚△△△	瘿瘤、瘰疬、睾丸肿痛
利水消肿△△	痰饮水肿

【用法用量】煎服，6~12g。

海蛤壳

【歌诀记忆】蛤壳咸寒归肺胃，化痰软坚止酸痛；
　　　　　　肺热痰火之咳喘，瘿瘤瘰疬与痰核。

【性味归经】苦、咸，寒。归肺、胃经。

【功效主治】

功效	主治
清肺化痰△△	肺热、痰热咳喘
软坚散结△△	瘿瘤、痰核

【用法用量】煎服，10~15g；蛤粉宜包煎。

第三节　止咳平喘药

苦杏仁

【歌诀记忆】杏仁苦温有小毒，入肺止咳平喘神；
　　　　　　风寒热燥咳喘止，兼入大肠润燥屎。

【性味归经】苦，微温。有小毒。归肺、大肠经。

【功效主治】

功效	主治
止咳平喘△△△	咳嗽气喘
润肠通便△△△	肠燥便秘

【用法用量】煎服，3~10g，宜打碎入煎；或入丸散服。

【使用注意】有小毒，用量不宜过大，婴儿慎用。阴虚咳喘及大便溏泻者忌用。

紫苏子

【歌诀记忆】苏子降气化痰涎，辛温入肺治喘满；

肠燥便秘服之康，煎服煮粥入丸散。

【性味归经】辛，温。归肺、大肠经。

【功效主治】

功效	主治
降气化痰，止咳平喘△△△	咳喘痰多
润肠通便△△	肠燥便秘

【用法用量】煎服，5~10g；煮粥食；或入丸散服。

【使用注意】阴虚咳喘及脾虚便溏者慎用。

百 部

【歌诀记忆】甘苦微温属百部，杀虫止咳兼润肺；

新久咳嗽皆适宜，杀虫灭虱疗效著。

【性味归经】甘、苦，微温。归肺经。

【功效主治】

功效	主治
润肺止咳△△△	新久咳嗽、百日咳、肺痨咳嗽
杀虫灭虱△△	蛲虫、阴道滴虫、头虱、疥癣

【用法用量】煎服，5~15g。外用适量。久咳虚嗽宜蜜炙用。

紫 菀

【歌诀记忆】紫菀味辛苦性温，下气润肺止咳痰；

肺虚久咳蜜炙用，开宣肺气功效神。

【性味归经】辛、苦，微温。归肺经。

【功效主治】

功效	主治
润肺化痰止咳△△△	咳喘诸证

【用法用量】煎服，5~10g。外感暴咳宜生用，肺虚久咳宜蜜炙用。

款冬花

【歌诀记忆】腊月一枝款冬花，润肺下气效果佳；

若遇虚弱参芪配，镇咳化痰止复发。

【性味归经】辛、微苦，温。归肺经。

【功效主治】

功效	主治
润肺下气，止咳化痰△△△	咳嗽气喘

【用法用量】煎服，5~10g。外感暴咳宜生用，内伤久咳宜炙用。

枇杷叶

【歌诀记忆】枇杷叶苦性微寒，归于肺与胃经间；

清肺降逆除热痰，炙用止咳生止呕。

【性味归经】苦，微寒。归肺、胃经。

【功效主治】

功效	主治
清肺止咳△△△	肺热咳嗽、气逆喘急
降逆止呕△△	胃热呕吐、哕逆

【用法用量】煎服，5~10g。止咳宜炙用，止呕宜生用。

桑白皮

【歌诀记忆】甘寒归肺桑白皮，泻肺平喘消肿利；

肺热咳喘用之效，水肿五皮最相宜。

【性味归经】甘，寒。归肺经。

【功效主治】

功效	主治
泻肺平喘△△△	肺热咳喘
利水消肿△△	水肿

【用法用量】煎服，5~15g。泻肺利水，平肝清火宜生用，肺虚咳嗽宜蜜炙用。

葶苈子

【歌诀记忆】苦辛大寒为葶苈，归经肺与膀胱里；

肺寒脾虚忌服用，利水消肿平咳喘。

【性味归经】苦、辛，大寒。归肺、膀胱经。

【功效主治】

功效	主治
泻肺平喘△△△	痰涎壅盛、喘息不得平卧
利水消肿△△△	水肿、悬饮、胸腹积水、小便不利

【用法用量】煎服，5~10g；研末服，3~6g。

白果

【歌诀记忆】白果甘苦涩性平，归经肺肾有毒性；

敛肺定喘止痰咳，止带缩尿善固摄。

【性味归经】甘、苦、涩，平。有毒。归肺、肾经。

【功效主治】

功效	主治
敛肺化痰定喘△△	哮喘痰嗽
止带缩尿△△	带下、白浊、尿频、遗尿

【用法用量】煎服，5~10g，捣碎。

【使用注意】有毒，不可多用，小儿尤当注意。过食白果可致中毒，出现腹痛、吐泻、发热、紫绀及昏迷、抽搐，严重者可因呼吸麻痹而死亡。

鉴别比较记忆

药物	同	异		
		偏行部位	善治	止呕
半夏	辛，温。有毒。燥湿化痰	脾、肺	脏腑痰湿	++
天南星		经络	风痰	—

药物	同	异	
		润肺止咳	清热化痰
川贝母	清热化痰、散结消肿	+++	++
浙贝母		++	+++

药物	同	异			
		药用部位或加工炮制	定惊	清热化痰	清心除烦
竹茹	其为同一植物来源，均可清热化痰	茎的中间层	—	++	+++
竹沥		竹秆经火烤灼而流出的淡黄色澄清液汁	++	+++	+
天竺黄		秆内分泌液干燥后的块状物	+++	++	++

药物	同	异	
		药性	疏散风热
白前	降气化痰	性温	—
前胡		性偏寒	++

药物	同	异	
		止咳	祛痰
款冬花	润肺化痰止咳	++	+
紫菀		+	++

药物	同	异			
		泻肺热	利水消肿	疏散表热	凉血止痢
桑白皮	泻肺平喘、利水消肿	+++	++	+	—
葶苈子		++	+++	++	++

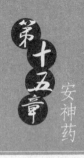

第一节　重镇安神药

朱　砂

【歌诀记忆】朱砂甘寒且有毒，清热镇惊神志安；

心火亢盛治之效，咽肿口疮亦可歼。

【性味归经】甘，微寒。有毒。归心经。

【功效主治】

功效	主治
清心镇惊△△	心神不宁、心悸失眠、惊风、癫痫
清热解毒△	疮疡肿毒、咽喉肿痛、口舌生疮

【用法用量】入丸散服，每次 0.1~0.5g；不宜入煎剂。外用适量。

【使用注意】有毒，内服不可过量或持续服用，孕妇及肝功能不全者禁服。入药只宜生用，忌火煅。

磁　石

【歌诀记忆】磁石咸寒心肾肝，镇惊聪耳明目良；

善治失眠与癫痫，纳气平喘功效强。

【性味归经】咸，寒。归心、肝、肾经。

【功效主治】

功效	主治
镇惊安神△△	心神不宁、惊悸失眠、癫痫
平肝潜阳△△	头晕目眩
聪耳明目△△	耳鸣耳聋、视物昏花
纳气平喘△△	肾虚气喘

【用法用量】煎服，15~30g，宜打碎先煎；或入丸散服，每次1~3g。

【使用注意】因吞服后不易消化，入丸散不可多服。脾胃虚弱者慎用。

龙 骨

【歌诀记忆】龙骨常与牡蛎配，镇惊安神平肝阳；
　　　　　　收敛固涩功效强，外用收湿疗疮疡。

【性味归经】甘、涩，平。归心、肝、肾经。

【功效主治】

功效	主治
镇惊安神△△△	心神不宁、心悸失眠、惊痫癫狂
平肝潜阳△△△	肝阳眩晕
收敛固涩△△	滑脱诸证，外用治湿疮痒疹、疮疡久溃不敛

【用法用量】煎服，15~30g，宜先煎。外用适量。镇静安神、平肝潜阳多生用，收敛固涩宜煅用。

【使用注意】湿热积滞者不宜使用。

琥 珀

【歌诀记忆】琥珀甘平心肝膀，安神镇惊用之良；
　　　　　　活血散瘀外伤疗，利尿通淋癃闭治。

【性味归经】甘，平。归心、肝、膀胱经。

【功效主治】

功效	主治
镇惊安神△△	心神不宁、心悸失眠、惊风、癫痫
活血散瘀△△	痛经经闭、心腹刺痛、癥瘕积聚
利尿通淋△△	淋证、癃闭

【用法用量】研末冲服；或入丸散服，每次 1.5~3g。外用适量。

【使用注意】不入煎剂。忌火煅。

第二节　养心安神药

酸枣仁

【歌诀记忆】养心益肝酸枣仁，归入心肝胆三经；

甘酸性平可安神，自汗盗汗皆可敛。

【性味归经】甘、酸，平。归肝、胆、心经。

【功效主治】

功效	主治
养心益肝，安神△△△	心悸失眠
敛汗△△	自汗、盗汗
生津止渴△	伤津口渴咽干者

【用法用量】煎服，9~15g；研末吞服，每次 1.5~2g。炒后质脆易碎，便于煎出有效成分，可增强疗效。

柏子仁

【歌诀记忆】药性甘平柏子仁，养心安神失眠治；

润肠通便走大肠，滋补阴液归经肾。

【性味归经】甘，平。归心、肾、大肠经。

【功效主治】

功效	主治
养心安神△△△	心悸失眠
润肠通便△△△	肠燥便秘
补阴止汗△	阴虚盗汗

【用法用量】煎服，3~9g。大便溏者宜用柏子仁霜代替柏子仁。

【使用注意】便溏及痰多者慎用。

首乌藤

【歌诀记忆】首乌藤平走全身，补血养阴宁心神；

通络祛风风湿痛，虚烦不眠与多梦。

【性味归经】甘，平。归心、肝经。

【功效主治】

功效	主治
养血安神△△△	心神不宁、失眠多梦
祛风通络△△△	血虚身痛、风湿痹痛、皮肤痒疹

【用法用量】煎服，9~15g。

合欢皮

【歌诀记忆】味甘性平合欢皮，安神解郁入心肝；

活血消肿兼止痛，痈肿疮毒亦能平。

【性味归经】甘，平。归心、肝、肺经。

【功效主治】

功效	主治
解郁安神△△△	心神不宁、忿怒忧郁、烦躁失眠
活血消肿△	跌打骨折、血瘀肿痛、肺痈、疮痈肿毒

【用法用量】煎服，6~12g。外用适量。

【使用注意】孕妇慎用。

远　志

【歌诀记忆】远志功在交心肾，安神益智开官窍；

温燥祛痰咳喘除，辛散苦泄痈肿消。

【性味归经】苦、辛，温。归心、肾、肺经。

【功效主治】

功效	主治
安神益智△△△	失眠多梦、心悸怔忡、健忘
祛痰开窍△△△	癫痫惊狂、咳嗽痰多
消散痈肿△	痈疽疮毒、乳房肿痛、喉痹

【用法用量】煎服，3~9g。外用适量。化痰止咳宜炙用。

【使用注意】凡实热或痰火内盛者，以及胃溃疡或胃炎患者均慎用。

鉴别比较记忆

药物	同	异			
		益肾阴、潜肝阳	纳气平喘	清心火、解毒	凉血止痢
磁石	镇心安神	++	++	—	—
朱砂		—	—	++	++

药物	同	异	
		润肠通便	敛汗生津
柏子仁	养心安神	+++	—
酸枣仁		—	++

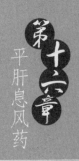

第一节　平抑肝阳药

石决明

【歌诀记忆】咸寒归肝石决明，平肝潜阳明目清；

目赤翳障视昏花，凉肝镇肝此药灵。

【性味归经】咸，寒。归肝经。

【功效主治】

功效	主治
平肝潜阳△△△	肝阳上亢、头晕目眩
清肝明目△△△	目赤、翳障、视物昏花

【用法用量】煎服，3~15g，应打碎先煎。平肝、清肝宜生用，外用点眼宜煅用、水飞。

【使用注意】咸寒易伤脾胃，故脾胃虚寒、食少便溏者慎用。

珍珠母

【歌诀记忆】咸寒心肝珍珠母，潜阳亦疗阴不足；

镇心安神治惊悸，清热养肝可明目。

【性味归经】咸，寒。归肝、心经。

【功效主治】

功效	主治
平肝潜阳△△△	肝阳上亢、头晕目眩
安神定惊△△△	惊悸失眠、心神不宁
明目△△△	目赤翳障、视物昏花
外用燥湿收敛△△△	湿疮瘙痒、溃疡久不收口、口疮

【用法用量】煎服，10~25g，宜打碎先煎；或入丸散服。外用适量。

【使用注意】镇降之品，故脾胃虚寒者及孕妇慎用。

牡 蛎

【歌诀记忆】牡蛎咸涩性微寒，煅用收敛擅治脱；

重镇安神平肝阳，补阴散结又软坚。

【性味归经】咸，微寒。归肝、胆、肾经。

【功效主治】

功效	主治
重镇安神△△△	心神不安、惊悸失眠
潜阳补阴△△△	肝阳上亢、头晕目眩
软坚散结△△	痰核、瘰疬、瘿瘤、癥瘕积聚
收敛固涩△△△	滑脱诸证
制酸△△	胃痛泛酸

【用法用量】煎服，9~30g，宜打碎先煎。外用适量。收敛固涩宜煅用，其他宜生用。

代赭石

【歌诀记忆】赭石苦寒心肺胃，入肝潜阳治晕眩；

凉血止血疗吐衄，重镇降逆祛呕喘。

【性味归经】苦，寒。归肝、心、肺、胃经。

【功效主治】

功效	主治
平肝潜阳△△△	肝阳上亢、头晕目眩
重镇降逆△△△	呕吐、呃逆、噫气、气逆喘息
凉血止血△	血热吐衄、崩漏

【用法用量】煎服，10~30g，宜打碎先煎；或入丸散服，每次1~3g。外用适量。降逆、平肝宜生用，止血宜煅用。

【使用注意】孕妇慎用。因含微量砷，故不宜长期服用。

刺蒺藜

【歌诀记忆】辛苦微温刺蒺藜，入肝止痒有小毒；
　　　　　　疏肝解郁抑肝阳，祛风明目效力奇。

【性味归经】辛、苦，微温。有小毒。归肝经。

【功效主治】

功效	主治
平抑肝阳△△△	肝阳上亢、头晕目眩
疏肝郁结△△	胸胁胀痛、乳闭胀痛
祛风明目△△	风热上攻、目赤翳障
祛风止痒△△	风疹瘙痒、白癜风

【用法用量】煎服，6~9g；或入丸散服。外用适量。

【使用注意】孕妇慎用。

罗布麻叶

【歌诀记忆】甘苦性凉罗布麻，归肝平抑肝阳功；
　　　　　　清热利尿除水肿，煎服泡服皆可用。

【性味归经】甘、苦，凉。归肝经。

【功效主治】

功效	主治
平抑肝阳△△	头晕目眩
清热，利尿△	水肿、小便不利

【用法用量】煎服或开水泡服，3~15g。

第二节　息风止痉药

羚羊角

【歌诀记忆】羚羊角归心肝经，息风清肝明目良；
　　　　　　温病神昏及发斑，清热解毒单煎宜。

【性味归经】咸，寒。归肝、心经。

【功效主治】

功效	主治
平肝息风△△△	肝风内动、惊痫抽搐、肝阳上亢、头晕目眩
清肝明目△△	肝火上炎、目赤头痛
清热解毒△△△	温热病壮热神昏、热毒发斑
解热镇痛△△△	风湿热痹、肺热咳喘、百日咳

【用法用量】煎服，1~3g，宜单煎 2h 以上；磨汁或研粉服，每次 0.3~
0.6g。

【使用注意】性寒，脾虚慢惊者忌用。

牛　黄

【歌诀记忆】化痰开窍牛黄功，凉肝息风归心肝；
　　　　　　清热解毒高热平，疗毒瘰疬亦可除。

【性味归经】甘，凉。归心、肝经。

【功效主治】

功效	主治
化痰开窍△△△	热病神昏
凉肝息风△△△	小儿惊风、癫痫
清热解毒△△△	口舌生疮、咽喉肿痛、牙痛、痈疽疔毒

【用法用量】入丸散服，每次 0.15~0.35g。外用适量，研末敷患处。

【使用注意】非实热证不宜用。孕妇慎用。

珍　珠

【歌诀记忆】珍珠甘寒入丸散，明目祛翳镇惊安；
　　　　　　安神定惊味甘咸，解毒生肌归心肝。

【性味归经】甘、咸，寒。归心、肝经。

【功效主治】

功效	主治
安神△△	心神不宁、心悸失眠
定惊△	惊风、癫痫
明目消翳△△△	目赤翳障、视物不清
解毒生肌△△△	口内诸疮、疮疡肿毒、溃久不敛

【用法用量】内服，0.1~0.3g，入丸散服。外用适量。

钩　藤

【歌诀记忆】钩藤药性属甘凉，清热平肝功效强；
　　　　　　息风止痉入心包，肝风心热皆可降。

【性味归经】甘，凉。归肝、心包经。

【功效主治】

功效	主治
清热平肝△△△	头痛眩晕
息风定惊△△△	肝风内动、惊痫抽搐、外感风热、头痛目赤、斑疹透发不畅、小儿惊啼、小儿夜啼

【用法用量】煎服，3~12g，入煎剂宜后下。

天　麻

【歌诀记忆】天麻甘平归肝经，功效息风擅止痉；
　　　　　　平抑肝阳止眩晕，祛风通络除痹痛。

【性味归经】甘，平。归肝经。

【功效主治】

功效	主治
息风止痉△△△	肝风内动、惊痫抽搐
平抑肝阳△△△	眩晕头痛
祛风通络△△	肢体麻木、手足不遂、风湿痹痛

【用法用量】煎服，3~9g；研末冲服，每次 1~1.5g。

地　龙

【歌诀记忆】地龙咸寒善走窜，归经膀胱与肝脾；
　　　　　　清热定惊息风用，通络利尿咳喘功。

【性味归经】咸，寒。归肝、脾、膀胱经。

【功效主治】

功效	主治
清热定惊△△△	高热惊痫、癫狂
通络△△△	气虚血滞、半身不遂、痹证
平喘△△	肺热哮喘
利尿△△	小便不利、尿闭不通

【用法用量】煎服，4.5~9g，鲜品 10~20g；研末吞服，每次 1~2g。外用适量。

全　蝎

【歌诀记忆】全蝎辛平毒归肝，通络止痛风湿痹；
　　　　　　偏正头痛服之安，攻毒散结疗疮疡。

【性味归经】辛，平。有毒。归肝经。

【功效主治】

功效	主治
息风镇痉△△△	痉挛抽搐
攻毒散结△	疮疡肿毒、瘰疬结核
通络止痛△△	风湿顽痹、顽固性偏正头痛

【用法用量】煎服，3~6g；研末吞服，每次 0.6~1g。外用适量。
【使用注意】有毒，用量不宜过大。孕妇慎用。

蜈　蚣

【歌诀记忆】蜈蚣辛温毒归肝，息风镇痉定惊癫；
　　　　　　攻毒散结除肿毒，通络止痛祛痹痛。

【性味归经】辛，温。有毒。归肝经。

【功效主治】

功效	主治
息风镇痉△△△	痉挛抽搐
攻毒散结△	疮疡肿毒、瘰疬结核
通络止痛△△	风湿顽痹、顽固性头痛

【用法用量】煎服，3~5g；研末冲服，每次 0.6~1g。外用适量。

僵　蚕

【歌诀记忆】僵蚕祛风咸辛平，定惊归入肝肺胃；

化痰散结瘰疬宁，惊痫抽搐中风停。

【性味归经】咸、辛，平。归肝、肺、胃经。

【功效主治】

功效	主治
祛风定惊△△△	惊痫抽搐、风中经络、口眼㖞斜、风热头痛、目赤、咽痛、风疹瘙痒
化痰散结△△	痰核、瘰疬

【用法用量】煎服，5~9g；研末吞服，每次1~1.5g。散风热宜生用，其他多制用。

鉴别比较记忆

药物	同	异			
		滋养肝阴	清泻肝火	平肝潜阳	润肠通便
石决明	清肝明目	++	+	+++	—
决明子		—	+++	+	++

药物	同	异		
		清肝明目	滋养肝阴	镇惊安神
珍珠母	平肝潜阳、清肝明目	++	—	+++
石决明		+++	++	—

药物	同	异			
		镇惊安神	收敛固涩	平肝潜阳	软坚散结
龙骨	重镇安神、平肝潜阳、收敛固涩	+++	+++	++	—
牡蛎		++	++	+++	++

药物	同	异			
		平肝潜阳	降逆	凉血止血	镇惊安神
代赭石	平肝潜阳、降逆平喘	+++	降肺胃之逆	++	—
磁石		—	益肾阴而镇浮阳、纳气	—	+++

药物	同	异				
		药用部位	镇惊安神	敛疮	生肌	平肝潜阳
珍珠	其为同一动物来源，均可镇心安神、清肝明目、退翳、敛疮	珍珠	+++	+++	+++	++
珍珠母		贝壳	++	++	—	+++

药物	同	异	
		清热	祛风通络、止痛
钩藤	平肝息风、平抑肝阳	++	
羚羊角		+++	—
天麻		+	++

药物	同	异		
		息风镇痉	消痈散结	通痹止痛
蜈蚣	息风镇痉、解毒散结、通络止痛	++	+++	+++
全蝎		++	++	++

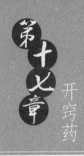

第十七章 开窍药

麝 香

【歌诀记忆】麝香温开第一药，开窍醒神止痛奇；
辛温归经入心脾，活血通经兼催产。

【性味归经】辛，温。归心、脾经。

【功效主治】

功效	主治
开窍醒神△△△	闭证神昏
消肿止痛△△	疮疡肿毒、瘰疬痰核、咽喉肿痛
活血通经△△△	血瘀经闭、癥瘕、心腹暴痛、头痛、跌打损伤、风寒湿痹
催生下胎△△△	难产、死胎、胞衣不下

【用法用量】入丸散服，每次 0.03~0.1g；不宜入煎剂。外用适量。

【使用注意】孕妇禁用。

冰 片

【歌诀记忆】辛苦微寒话冰片，归入心脾肺经间；
开窍醒神治热闭，清热止痛热毒散。

【性味归经】辛、苦，微寒。归心、脾、肺经。

【功效主治】

功效	主治
开窍醒神△△△	闭证神昏
清热止痛△△△	目赤肿痛、喉痹口疮、疮疡肿痛、疮溃不敛、水火烫伤

【用法用量】入丸散服，每次 0.15~0.3g；不宜入煎剂。外用适量，研粉点敷患处。

【使用注意】孕妇慎用。

苏合香

【歌诀记忆】寒闭要药苏合香，开窍醒神止痛良；
辛温寒闭治神昏，辟秽止痛疗冻疮。

【性味归经】辛，温。归心、脾经。

【功效主治】

功效	主治
开窍醒神，辟秽△△△	寒闭神昏
止痛△△	胸腹冷痛、满闷、冻疮

【用法用量】入丸散服，0.3~1g；不宜入煎剂。外用适量。

石菖蒲

【歌诀记忆】辛苦性温石菖蒲，醒神豁痰归心胃；
和胃化湿止泻痢，归心宁神益耳目。

【性味归经】辛、苦，温。归心、胃经。

【功效主治】

功效	主治
开窍醒神△△△	痰蒙清窍、神志昏迷
化湿和胃△△	湿阻中焦、脘腹痞满、胀闷疼痛、噤口痢
宁神益志△△△	健忘、失眠、耳鸣、耳聋

【用法用量】煎服，3~9g，鲜品加倍。

鉴别比较记忆

药物	同	异				
		药性特点	开窍醒神	清热泻火	明目退翳	活血散结
冰片	开窍醒神、消肿止痛、生肌敛疮。入丸散使用，不入煎剂	凉开	++	+++	++	—
麝香		温开	+++	++	+	++

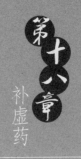

第一节 补气药

人 参

【歌诀记忆】人参心肺脾及肾，生津止渴补元气；

救虚养心助精神，藜芦灵脂莱菔离。

【性味归经】甘、微苦，微温。归肺、脾、心、肾经。

【功效主治】

功效	主治
大补元气△△△	元气虚脱
补脾益肺△△△	肺脾心肾气虚
生津△△	热病气虚津伤
安神益智△△△	气血两亏、神智失养之健忘、失眠、心悸
扶正祛邪△△△	气虚外感、里实热结之邪实正虚

【用法用量】煎服，3~9g。挽救虚脱可用 15~30g，宜文火另煎分次兑服。野山参研末吞服，每次 2g，日服 2 次。

【使用注意】不宜与藜芦、五灵脂同用。

西洋参

【歌诀记忆】甘微苦凉西洋参，补气又能养肺阴；

降火生津除烦渴，气阴两虚用之神。

【性味归经】甘、微苦，凉。归心、肺、肾经。

【功效主治】

功效	主治
补气养阴△△△	气阴两伤、肺气虚证、肺阴虚证
清热生津△△△	热病气虚津伤口渴、消渴

【用法用量】另煎兑服，3~6g。

【使用注意】不宜与藜芦同用。

党　参

【歌诀记忆】党参甘平归肺脾，生津养血补中气；

气血两亏面黄悸，气津两伤轻证宜。

【性味归经】甘，平。归脾、肺经。

【功效主治】

功效	主治
补脾肺气△△△	脾肺气虚证
补血△	气血两虚证
生津△	气津两伤证

【用法用量】煎服，9~30g。

【使用注意】不宜与藜芦同用。

太子参

【歌诀记忆】太子参平甘微苦，补气生津脾肺入；

生津止渴润肺燥，小儿轻证效如神。

【性味归经】甘、微苦，平。归脾、肺经。

【功效主治】

功效	主治
补气健脾，生津润肺△△△	脾肺气阴两虚

【用法用量】煎服，9~30g。

黄　芪

【歌诀记忆】黄芪甘温补中气，升阳举陷益肺脾；
　　　　　　益卫固表通水道，托里排脓利生肌。

【性味归经】甘，微温。归脾、肺经。

【功效主治】

功效	主治
健脾补中，升阳举陷△△△	脾气虚证、中气下陷、浮肿尿少、补气生血
补益肺气△△△	肺气虚证
益卫固表△△△	气虚自汗
托毒生肌△△△	气血亏虚、疮疡难溃难腐或溃久难敛
利水退肿△△△	气虚水肿

【用法用量】煎服，9~30g。蜜炙可增强其补中益气之功效。

白　术

【歌诀记忆】补气健脾必白术，甘苦性温有神效；
　　　　　　止汗安胎归脾胃，温燥除湿可利尿。

【性味归经】甘、苦，温。归脾、胃经。

【功效主治】

功效	主治
健脾益气△△△	脾气虚证
燥湿利水△△△	水肿小便不利、痰饮积聚
止汗△△△	气虚自汗
安胎△△△	脾虚胎动不安

【用法用量】煎服，6~12g。炒用可增强其补气健脾止泻之功效。

【使用注意】性偏温燥，热病伤津及阴虚燥渴者不宜使用。

山　药

【歌诀记忆】怀山药补脾肺肾，和中益气保津液；
　　　　　　味轻性缓甘平质，固精止带阴阳调。

【性味归经】甘，平。归脾、肺、肾经。

【功效主治】

功效	主治
补脾养胃△△△	脾虚证
生津益肺△△△	肺虚证
补肾涩精△△△	肾虚证
益气养阴△△	消渴气阴两虚证

【用法用量】煎服，15~30g。麸炒可增强其补脾止泻之功效。

白扁豆

【歌诀记忆】味甘微温白扁豆，暑湿困滞吐泻重；
　　　　　　止呕止痢益胃气，脾虚夹湿多用之。

【性味归经】甘，微温。归脾、胃经。

【功效主治】

功效	主治
补脾和中，化湿△△△	脾气虚证、暑湿吐泻

【用法用量】煎服，10~15g。炒后可增强健脾止泻作用，故用于健脾止泻及作散剂服用时宜炒用。

甘　草

【歌诀记忆】甘草益气可补中，咳嗽痰饮拘挛消；
　　　　　　甘平缓急止疼痛，清热解毒调诸药。

【性味归经】甘，平。归心、肺、脾、胃经。

【功效主治】

功效	主治
补脾益气△△△	心气不足、脉结代、心动悸、脾气虚证
祛痰止咳△△	咳喘
缓急止痛△△△	脘腹、四肢挛急疼痛
清热解毒△	热毒疮疡、咽喉肿痛、药食中毒
调和诸药△△△	调和药性

【用法用量】煎服，1.5~9g。生用性微寒，可清热解毒；蜜炙药性微温，并可增强其补益心脾之气和润肺止咳之功效。

【使用注意】有助湿壅气之弊，故湿盛胀满、水肿者不宜用。大剂量久服可导致水钠潴留，引起浮肿。不宜与京大戟、芫花、甘遂、海藻同用。

大　枣

【歌诀记忆】大枣甘温胃脾心，养血安神补中气；
　　　　　　缓和毒烈护脾胃，擅除脏躁益妇坤。

【性味归经】甘，温。归脾、胃、心经。

【功效主治】

功效	主治
补中益气△△△	脾虚证
养血安神△△	脏躁、失眠
缓和药性△△△	与药性峻烈或有毒的药物同用可以缓和药性

【用法用量】劈破煎服，6~15g。

蜂　蜜

【歌诀记忆】蜂蜜益气补中焦，润燥解毒消疮功；
　　　　　　甘平缓急止疼痛，润肠通便和百药。

【性味归经】甘，平。归肺、脾、大肠经。

【功效主治】

功效	主治
补中，缓急止痛△△△	脾气虚弱、脘腹挛急疼痛
润燥△△△	肺虚久咳、肺燥咳嗽、肠燥便秘
解毒△	解乌头类药毒、疮疡肿毒、溃疡、烧烫伤

【用法用量】煎服或冲服，15~30g，大剂量30~60g。外用适量。作栓剂肛内给药，通便效果较口服更捷。

【使用注意】助湿壅中，又能润肠，故湿阻中满及便溏泄泻者慎用。

第二节　补阳药

鹿　茸

【歌诀记忆】鹿茸甘咸肾阳补，补益精血强筋骨；
　　　　　　固冲调任止带下，托疮之毒治疮疡。

【性味归经】甘、咸，温。归肾、肝经。

【功效主治】

功效	主治
补肾阳，益精血△△△	肾阳虚衰、精血不足
强筋骨△△△	肾虚骨弱、腰膝无力、小儿五迟
调冲任△△△	妇女冲任虚寒、崩漏带下
托疮毒△△	疮疡久溃不敛、阴疽疮肿内陷不起

【用法用量】1~2g，研末吞服；或入丸散服。

【使用注意】服用宜从小量开始，缓缓增加，不可骤用大量，以免阳升风动，头晕目赤，或伤阴动血。发热者忌服。

紫河车

【歌诀记忆】甘咸性温紫河车，纳气定喘肺气兴；

温肾补精养气血，复本还原阴阳平。

【性味归经】甘、咸，温。归肺、肝、肾经。

【功效主治】

功效	主治
补肾益精△△△	肾虚精血不足的阳痿遗精、腰酸、头晕耳鸣、肺肾虚喘
养血益气△△△	气血不足诸证

【用法用量】1.5~3g，研末装胶囊服；或入丸散服。

【使用注意】阴虚火旺者不宜单独应用。

淫羊藿

【歌诀记忆】辛甘性温淫羊藿，祛风除湿强腰膝；

壮阳要药治阳痿，归经肝肾奏效奇。

【性味归经】辛、甘，温。归肾、肝经。

【功效主治】

功效	主治
补肾壮阳△△△	肾阳虚衰、阳痿尿频、腰膝无力
祛风除湿△△	风寒湿痹，肢体麻木

【用法用量】煎服，3~15g。

【使用注意】阴虚火旺者不宜服。

巴戟天

【歌诀记忆】益肾助阳巴戟天，润燥温补性辛甘；
　　　　　　强壮筋骨祛风湿，阳痿不孕除痛经。

【性味归经】辛、甘，微温。归肾、肝经。

【功效主治】

功效	主治
补肾助阳△△△	阳痿不举、宫冷不孕、小便频数
祛风除湿△△	风湿腰膝疼痛、肾虚腰膝酸软

【用法用量】煎服，5~15g。

【使用注意】阴虚火旺及有热者不宜服。

仙　茅

【歌诀记忆】辛热有毒话仙茅，温肾助阳补三焦；
　　　　　　除湿散寒去冷痛，命门火衰治验良。

【性味归经】辛，热。有毒。归肾、肝、脾经。

【功效主治】

功效	主治
温肾壮阳△△△	肾阳不足、命门火衰、阳痿精冷、小便频数
祛寒除湿△△	腰膝冷痛、筋骨痿软

【用法用量】煎服，5~15g；或酒浸服；亦入丸散服。

【使用注意】燥烈有毒，不宜久服。阴虚火旺者忌服。

杜　仲

【歌诀记忆】杜仲甘温补肝肾，固冲调任安胎动；
　　　　　　强筋壮骨利腰膝，扶正固本炒增功。

【性味归经】甘，温。归肝、肾经。

【功效主治】

功效	主治
补肝肾，强筋骨△△△	肾虚腰痛及各种腰痛
安胎△△△	肝肾不足、胎动不安、习惯性堕胎

【用法用量】煎服，10~15g。

【使用注意】炒用破坏其胶质，更利于有效成分煎出，故比生用效果好。温补之品，阴虚火旺者慎用。

续　断

【歌诀记忆】续断苦辛性温散，补益肝肾内寒消；
　　　　　　止血安胎强筋骨，筋伤骨折风湿痹。

【性味归经】苦、辛，微温。归肝、肾经。

【功效主治】

功效	主治
补益肝肾△△△	阳痿不举、遗精遗尿
强筋健骨△△△	腰膝酸痛、寒湿痹痛
止血安胎△△△	崩漏下血、胎动不安
疗伤续折△△	跌打损伤、筋伤骨折、痈肿疮疡、血瘀肿痛

【用法用量】煎服，9~15g；或入丸散服。外用适量，研末敷。崩漏下血宜炒用。

【使用注意】风湿热痹者忌服。

肉苁蓉

【歌诀记忆】甘温肉蓉助肾阳，温补肾阳益精血；
　　　　　　阳痿不孕腰膝软，化生津液润肠燥。

【性味归经】甘、咸，温。归肾、大肠经。

【功效主治】

功效	主治
补肾助阳△△△	肾阳亏虚、精血不足、阳痿早泄、宫冷不孕、腰膝酸痛、痿软无力
润肠通便△△△	肠燥津枯便秘

【用法用量】煎服，10~15g。

【使用注意】助阳、滑肠，故阴虚火旺及大便泄泻者不宜服。肠胃实热、大便秘结者亦不宜服。

锁　阳

【歌诀记忆】温肾要药谓锁阳，润肠通便治肠燥；

　　　　　　阳痿不孕腰膝软，临证常与苁蓉配。

【性味归经】甘，温。归肝、肾、大肠经。

【功效主治】

功效	主治
补肾助阳△△△	肾阳亏虚、精血不足、阳痿、不孕、下肢痿软，筋骨无力
润肠通便△△	血虚津亏、肠燥便秘

【用法用量】煎服，10~15g。

【使用注意】阴虚阳亢、脾虚泄泻、实热便秘者均忌服。

补骨脂

【歌诀记忆】苦辛温燥补骨脂，阳痿遗精皆可治；

　　　　　　纳气平喘虚喘服，暖脾止泻寒湿散。

【性味归经】苦、辛，温。归肾、脾经。

【功效主治】

功效	主治
补肾壮阳△△△	肾虚阳痿、腰膝冷痛
固精缩尿△△	肾虚遗精、遗尿、尿频
温脾止泻△△△	脾肾阳虚、五更泄泻
纳气平喘△	肾不纳气、虚寒喘咳

【用法用量】煎服，5~15g。

【使用注意】性质温燥，能伤阴助火，故阴虚火旺及大便秘结者忌服。

益智仁

【歌诀记忆】益智辛温归肾脾，固精缩尿利肾本；

温脾开胃理唾涎，敛气摄津归命门。

【性味归经】辛，温。归脾、肾经。

【功效主治】

功效	主治
暖肾固精缩尿△△△	下元虚寒、遗精、遗尿、小便频数
温脾开胃摄唾△△	脾胃虚寒、腹痛吐泻、口涎自流

【用法用量】煎服，3~10g。

菟丝子

【歌诀记忆】菟丝平补益肾精，养血益肝目疾利；

强筋坚骨安胎用，味甘健脾泻痢停。

【性味归经】辛、甘，平。归肾、肝、脾经。

【功效主治】

功效	主治
补肾益精△△△	肾虚腰痛、阳痿遗精、尿频、宫冷不孕
养肝明目△△	肝肾不足、目暗不明
止泻△△	脾肾阳虚、便溏泄泻
安胎△△△	肾虚胎动不安

【用法用量】煎服，10~20g。

【使用注意】平补之药，但偏补阳，阴虚火旺、大便燥结、小便短赤者不宜服。

沙苑子

【歌诀记忆】沙苑子擅补肝肾，补肾固精止遗用；

兼有养肝明目功，助阳生精培本良。

【性味归经】甘，温。归肝、肾经。

【功效主治】

功效	主治
补肾固精△△△	肾虚腰痛、阳痿遗精、遗尿尿频、白带过多
养肝明目△△△	目暗不明、头昏眼花

【用法用量】煎服，10~20g。

【使用注意】温补固涩之品，阴虚火旺及小便不利者忌服。

蛤　蚧

【歌诀记忆】补肺助肾话蛤蚧，咸平归入肺肾经；

益精养血起阳痿，虚喘不纳常用之。

【性味归经】咸，平。归肺、肾经。

【功效主治】

功效	主治
补肺益肾，纳气平喘△△△	肺虚咳嗽、肾虚作喘、虚劳喘咳
助阳益精△△△	肾虚阳痿

【用法用量】煎服，5~10g；研末服，每次 1~2g，每日 3 次；浸酒服，1~2 对。

【使用注意】风寒或实热咳喘者忌服。

冬虫夏草

【歌诀记忆】冬虫夏草性甘温，益精兴阳固根本；
　　　　　　肺肾两虚咳喘治，劳嗽痰血去无痕。

【性味归经】甘，温。归肾、肺经。

【功效主治】

功效	主治
补肾益肺△△△	阳痿遗精、腰膝酸痛
止血化痰△△	久咳虚喘、劳嗽痰血

【用法用量】煎服，5~15g；或入丸散服。

【使用注意】有表邪者不宜用。

第三节　补血药

当　归

【歌诀记忆】当归甘辛质温润，活血补血第一药；
　　　　　　经闭痛经风湿痹，血虚肠燥便秘疗。

【性味归经】甘、辛，温。归肝、心、脾经。

【功效主治】

功效	主治
补血调经△△△	血虚诸证、血虚血瘀、月经不调、闭经、痛经
活血止痛△△△	虚寒性腹痛、跌打损伤、痈疽疮疡、风寒痹痛
润肠通便△△△	血虚肠燥便秘

【用法用量】煎服，5~15g。

【使用注意】湿盛中满、大便泄泻者忌服。

熟地黄

【歌诀记忆】熟地填血益精髓，味甘微温归肝肾；

滋补真阴血虚萎，肾阴虚衰诸证用。

【性味归经】甘，微温。归肝、肾经。

【功效主治】

功效	主治
补血养阴△△△	血虚诸证
填精益髓△△△	肝肾阴虚诸证

【用法用量】煎服，10~30g。

【使用注意】性质黏腻，较生地黄更甚，有碍消化，凡气滞痰多、脘腹胀痛、食少便溏者忌服。重用或久服时，宜与陈皮、炒仁等同用，以免黏腻碍胃。

白 芍

【歌诀记忆】白芍养血归脾肝，柔肝止痛抑肝阳；

酸涩止汗调营卫，拘挛疼痛甘草配。

【性味归经】苦、酸，微寒。归肝、脾经。

【功效主治】

功效	主治
养血敛阴△△△	肝血亏虚、月经不调、体虚多汗
柔肝止痛△△△	肝脾不和、胸胁脘腹疼痛、四肢挛急疼痛
平抑肝阳△△	肝阳上亢、头痛眩晕

【用法用量】煎服，5~15g，大剂量 15~30g。

【使用注意】阳衰虚寒之证不宜用。反藜芦。

阿 胶

【歌诀记忆】阿胶甘平肺肝肾，补血止血滋阴润；

阴虚出血血虚萎，烊化服用收奇效。

【性味归经】甘，平。归肺、肝、肾经。

【功效主治】

功效	主治
补血止血△△△	血虚诸证、出血证
滋阴润肺△△△	肺阴虚燥咳、热病伤阴、心烦失眠、阴虚风动、手足瘈疭

【用法用量】煎服，5~15g。入汤剂宜烊化冲服。

【使用注意】黏腻，有碍消化，故脾胃虚弱者慎用。

何首乌

【歌诀记忆】何首乌苦甘涩温，固肾乌须肝肾补；

益精养血乌须用，生品润肠疟毒解。

【性味归经】苦、甘、涩，微温。归肝、肾经。

【功效主治】

功效	主治
制用补益精血△△△	精血亏虚、头晕眼花、须发早白、腰膝酸软
生用截疟解毒，润肠通便△△	久疟、痈疽、瘰疬、肠燥便秘

【用法用量】煎服，10~30g。

【使用注意】大便溏泄及湿痰较重者不宜用。

龙眼肉

【歌诀记忆】龙眼养血安神药，补益心脾性甘温；

养气补血长心智，耳聪目明能轻身。

【性味归经】甘，温。归心、脾经。

【功效主治】

功效	主治
补益心脾，养血安神△△△	思虑过度、劳伤心脾、惊悸怔忡、失眠健忘

【用法用量】煎服，10~25g，大剂量30~60g。

【使用注意】湿盛中满或有停饮、痰、火者忌服。

第四节　补阴药

北沙参

【歌诀记忆】甘苦微寒北沙参，止咳润燥补肺阴；

向来不与藜芦共，清肺益胃兼生津。

【性味归经】甘、微苦，微寒。归肺、胃经。

【功效主治】

功效	主治
养阴清肺△△△	肺阴虚证
益胃生津△△△	胃阴虚证

【用法用量】煎服，4.5~9g。

【使用注意】虚寒证者忌服。反藜芦。

南沙参

【歌诀记忆】南参味甘性微寒，滋阴润肺祛痰用；

　　　　　　补益脾气生津液，不与藜芦一并煎。

【性味归经】甘，微寒。归肺、胃经。

【功效主治】

功效	主治
养阴清肺△△△	肺阴虚证
清胃生津△△△	胃阴虚证
补气化痰△△△	气阴两伤及燥痰咳嗽

【用法用量】煎服，9~15g。

【使用注意】反藜芦。

百 合

【歌诀记忆】百合清热润肺燥，养阴润肺止咳用；

　　　　　　清心安神补虚劳，甘寒胃热脘痛消。

【性味归经】甘，微寒。归肺、心、胃经。

【功效主治】

功效	主治
养阴润肺△△△	阴虚燥咳、劳嗽咳血
清心安神△△△	阴虚有热之失眠心悸、百合病心肺阴虚内热证

【用法用量】煎服，6~12g。蜜炙可增强其润肺之功效。

麦 冬

【歌诀记忆】麦冬味甘苦微寒，滋阴益胃津液足；

　　　　　　润肺清热干咳止，养阴润肺清心功。

【**性味归经**】甘、微苦，微寒。归胃、肺、心经。

【**功效主治**】

功效	主治
养阴润肺△△△	肺阴虚证
益胃生津△△△	胃阴虚证、消渴
清心安神△△	心阴虚证

【**用法用量**】煎服，6~12g。

天　冬

【**歌诀记忆**】甘苦性寒话天冬，滋阴降火肾气通；

　　　　　　　养阴润燥兼清火，止咳祛痰清肺热。

【**性味归经**】甘、苦，寒。归肺、肾经。

【**功效主治**】

功效	主治
清肺降火△△△	燥热咳嗽、虚劳咳嗽
养阴润燥△△△	热病伤阴、内热消渴、肠燥便秘、咽喉肿痛

【**用法用量**】煎服，6~12g。

【**使用注意**】甘寒滋腻之性较强，脾虚泄泻、痰湿内盛者忌用。

石　斛

【**歌诀记忆**】石斛甘寒养胃阴，清热生津且明目；

　　　　　　　补益劳损降虚火，亦治腰软骨蒸侵。

【**性味归经**】甘，微寒。归胃、肾经。

【功效主治】

功效	主治
益胃生津△△△	胃阴虚证、热病伤津
滋阴清热△	阴虚发热证
明目强腰△	阴虚视物昏花、腰膝软弱

【用法用量】煎服，6~12g，鲜品 15~30g。

玉 竹

【歌诀记忆】玉竹微寒擅清热，生津养阴润燥功；
　　　　　　阴虚烦躁服之消，益阴清心魂魄安。

【性味归经】甘，微寒。归肺、胃经。

【功效主治】

功效	主治
滋阴润肺△△△	肺阴虚证
生津益胃△△△	胃阴虚证、阴虚外感、消渴

【用法用量】煎服，6~12g。

黄 精

【歌诀记忆】黄精气阴双补功，滋肾润肺补脾气；
　　　　　　止咳平喘润肺燥，养胃健脾除倦怠。

【性味归经】甘，平。归脾、肺、肾经。

【功效主治】

功效	主治
滋肾润肺△△△	阴虚劳嗽、肺燥咳嗽、肾虚精亏、内热消渴
补脾益气△△	脾胃虚弱

【用法用量】煎服，9~15g。

枸杞子

【歌诀记忆】枸杞滋阴性甘平，归入肝肾明目主；
　　　　　　肝肾不足诸证治，润肺止咳功效精。

【性味归经】甘，平。归肝、肾经。

【功效主治】

功效	主治
滋补肝肾，益精明目△△△	肝肾阴虚、早衰

【用法用量】煎服，6~12g。

墨旱莲

【歌诀记忆】甘酸性寒墨旱莲，滋阴清热入肾肝；
　　　　　　凉血止血吐衄崩，须发早白腰膝酸。

【性味归经】甘、酸，寒。归肾、肝经。

【功效主治】

功效	主治
滋补肝肾△△△	肝肾阴虚
凉血止血△	血热出血

【用法用量】煎服，6~12g。

女贞子

【歌诀记忆】女贞味甘苦寒凉，补益肝肾擅滋阴；
　　　　　　肝肾阴虚退热良，乌须强腰明目妙。

【性味归经】甘、苦，凉。归肝、肾经。

【功效主治】

功效	主治
滋补肝肾△△△	肝肾阴虚、阴虚内热
清热明目△	阴虚视物不清、肝热目赤肿痛

【用法用量】煎服，6~12g。因主要成分齐墩果酸不易溶于水，故以入丸剂为佳。以黄酒拌后蒸制，可增强滋补肝肾作用，并可减弱其苦寒之性，避免滑肠致泻。

龟 甲

【歌诀记忆】龟甲滋阴潜阳功，功效可达心肝肾；

益肾健骨虚热用，安神定志冲任固。

【性味归经】咸、甘，寒。归肾、肝、心经。

【功效主治】

功效	主治
滋阴潜阳△△△	阴虚阳亢、阴虚内热、热病虚风内动
益肾健骨△△	肾虚骨痿、囟门不合
养血补心△	阴虚血亏、惊悸、失眠、健忘
凉血止血△	血热崩漏、月经过多等血热出血

【用法用量】煎服，9~24g，宜先煎；经砂炒醋淬后，更容易煎出有效成分，并除去腥气，便于制剂。

鳖 甲

【歌诀记忆】滋阴清热鳖甲煎，归经肝肾咸微寒；

软坚散结消癥瘕，除蒸退热潜肝阳。

【性味归经】咸，微寒。归肝、肾经。

【功效主治】

功效	主治
滋阴潜阳，退热除蒸△△△	阴虚发热、阴虚阳亢、阴虚风动
软坚散结△△	癥瘕积聚、疟母

【用法用量】煎服，9~24g，宜先煎；经砂炒醋淬后，有效成分更容易煎出，并可去其腥气，易于粉碎，方便制剂。

楮实子

【歌诀记忆】楮实甘寒肝肾归，清肝明目常用之；
强筋健骨壮腰膝，利尿消肿除水肿。

【性味归经】甘，寒。归肝、肾经。

【功效主治】

功效	主治
滋肾养血△△	腰膝酸软、虚劳骨蒸、头晕目昏
清肝明目△△	目翳昏花
利尿消肿△	水肿胀满

【用法用量】煎服，6~9g；或入丸散服。外用捣敷。

【使用注意】虚寒证患者慎用。

鉴别比较记忆

药物	同	异				
		益气救脱	补脾益肺	安神益智	扶正祛邪	养阴清热
人参	补益元气、补益肺脾、益气生津	+++	+++	++	++	—
西洋参		++	++	—	—	++

药物	同	异				
		药力	益气救脱	益气助阳	安神增智	补血
人参	补脾气、补肺气、益气生津、益气生血、扶正祛邪	+++	+++	+++	++	—
党参		+	—	+	+	+

药物	同	异
		药力
西洋参	补益脾肺气阴	++
太子参		+

药物	同	异			
		药力	益气救脱、安神增智、补气助阳	益卫固表、托疮生肌、利水退肿	补血
人参	补气，补气生津、补气生血	+++	+++	—	—
党参		+	—	—	+
黄芪		++	—	+++	—

药物	同	异			
		健脾益气	苦温燥湿	利尿、止汗、安胎	发汗解表、祛风湿、明目
白术	健脾、燥湿	+++	+	++	—
苍术		+	+++	—	++

药物	同	异		
		药力	补肾益精	托疮毒
鹿茸	补肾阳、益精血	+++	+++	++
紫河车		++	++	—

药物	同	异		
		补肾助阳	纳气平喘	温脾开胃摄唾
补骨脂	补肾助阳、固精缩尿、温脾止泻	++	++	—
益智仁		+	—	++

药物	同	异			
		补肺气	纳气定喘	益精血	止血化痰
蛤蚧	补肺、益肾、定喘	++	++	++	—
冬虫夏草		+	—	—	++

药物	同	异			
		加工炮制方法	清热凉血	养心阴	填精益髓
生地黄	其为同一植物来源，均可养阴生津	鲜品或干燥	+++	++	—
熟地黄		以酒、砂仁、陈皮为辅料，经反复蒸晒	—	+++	+++

药物	同	异		
		养血调经，敛阴止汗，平抑肝阳	清热凉血，活血散瘀，清泄肝火	止痛
白芍	性微寒，均可止痛	+++	—	养血柔肝，缓急止痛
赤芍		—	+++	活血祛瘀止痛

药物	同	异	
		清养肺胃	益气、祛痰
北沙参	养阴清肺、益胃生津	+++	—
南沙参		++	++

药物	同	异		
		清火、润燥	入肾滋阴	清心除烦、宁心安神
天冬	滋肺阴、润肺燥、清肺热，又可养胃阴、清胃热、生津止渴、增液润肠以通便	+++	+	—
麦冬		++	—	++

药物	同	异		
		滋肾	健脾	收涩
黄精	气阴双补	++	+.	
山药		+	++	+

药物	同	异			
		滋肾	退虚热	健骨、补血、养心	软坚散结
龟甲	滋养肝肾之阴、平肝潜阳	+++	++	+++	—
鳖甲		++	+++	—	++

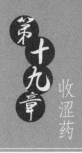

第一节 固表止汗药

--- 麻黄根 ---

【歌诀记忆】麻黄根甘微涩平，固表止汗归心肺；
自汗盗汗内外用，表邪患者应忌用。

【性味归经】甘、涩，平。归心、肺经。

【功效主治】

功效	主治
固表止汗△△△	气虚自汗、阴虚盗汗、各种虚汗

【用法用量】煎服，3~9g。外用适量。

【使用注意】有表邪者忌用。

--- 浮小麦 ---

【歌诀记忆】浮麦甘凉固肌表，自汗盗汗皆可疗；
益气除热入心经，阴虚骨蒸劳热消。

【性味归经】甘，凉。归心经。

【功效主治】

功效	主治
固表止汗，益气，除热△△△	气虚自汗、阴虚盗汗发热、骨蒸劳热

【用法用量】煎服，15~30g；研末服，3~5g。

【使用注意】表邪汗出者忌用。

第二节　敛肺涩肠药

五味子

【歌诀记忆】五味敛肺入心肾，涩精止泻心神安；

益气生津除消渴，遗精滑精与失眠。

【性味归经】酸、甘，温。归肺、心、肾经。

【功效主治】

功效	主治
敛肺滋肾△△△	久咳虚喘
生津敛汗△△△	津伤口渴、消渴、自汗盗汗
涩精止遗，涩肠止泻△△△	遗精滑精、久泻不止
补肾宁心△△	心悸、失眠、多梦

【用法用量】煎服，3~6g；研末服，1~3g。

【使用注意】凡表邪未解、内有实热、咳嗽初起、麻疹初期均不宜用。

乌　梅

【歌诀记忆】乌梅性平入肝脾，酸涩止咳疗效奇；

生津止渴涩肠泻，安蛔止痛第一药。

【性味归经】酸、涩，平。归肝、脾、肺、大肠经。

【功效主治】

功效	主治
敛肺止咳△△△	肺虚久咳
涩肠止泻△△△	久泻久痢
生津止渴△△△	虚热消渴
安蛔止痛△△△	蛔厥

【用法用量】煎服，3~10g，大剂量可用至 30g。外用适量，捣烂或炒炭研末外敷。止泻止血宜炒炭用。

【使用注意】外有表邪或内有实热积滞者均不宜服。

五倍子

【歌诀记忆】五倍子寒味酸涩，敛肺降火咳嗽用；
　　　　　　涩精止血收湿疮，止汗止泻止崩漏。

【性味归经】酸、涩，寒。归肺、大肠、肾经。

【功效主治】

功效	主治
敛肺降火△△	肺虚久咳、肺热咳嗽
涩肠止泻△△	久泻久痢
固精止遗△△	遗精滑精
敛汗△△	自汗盗汗
止血△△	崩漏下血、便血、痔血
收湿敛疮△△	湿疮、肿毒

【用法用量】煎服，3~9g；或入丸散服，每次 1~1.5g。外用适量，研末外敷或煎汤熏洗。

【使用注意】湿热泻痢者忌用。

诃 子

【歌诀记忆】诃子性酸涩肠属，久泻久痢常用药；

敛肺下气止咳喘，利咽开音功效宏。

【性味归经】苦、酸、涩，平。归肺、大肠经。

【功效主治】

功效	主治
涩肠止泻△△	久泻久痢
敛肺止咳，利咽开音△△	肺虚久咳、久咳失音

【用法用量】煎服，3~10g。涩肠止泻宜煨用，敛肺清热、利咽开音宜生用。

【使用注意】凡外有表邪、内有湿热积滞者忌用。

肉豆蔻

【歌诀记忆】肉蔻辛温涩力强，涩肠止泻久痢治；

温中行气脾胃安，内服煨熟去油良。

【性味归经】辛，温。归脾、胃、大肠经。

【功效主治】

功效	主治
涩肠止泻△△△	久泻不止、虚寒泻痢
温中行气△△	胃寒胀痛、食少呕吐

【用法用量】煎服，3~9g；或入丸散服，每次0.5~1g。内服须煨熟去油用。

【使用注意】湿热泻痢者忌用。

赤石脂

【歌诀记忆】甘酸涩温赤石脂，涩肠止泻用之良；

止血止带治崩漏，敛疮生肌疗外伤。

【性味归经】甘、酸、涩，温。归大肠、胃经。

【功效主治】

功效	主治
涩肠止泻△△△	久泻久痢
收敛止血△△	崩漏、带下、便血
敛疮生肌△	疮疡久溃不敛

【用法用量】煎服，10~20g。外用适量，研细末撒患处或调敷。

【使用注意】湿热积滞泻痢者忌服。孕妇慎用。畏官桂。

第三节　固精缩尿止带药

山茱萸

【歌诀记忆】味酸微温山茱萸，归入肝经肾经去；

固精止遗一要药，调固冲任止崩漏。

【性味归经】酸、涩，微温。归肝、肾经。

【功效主治】

功效	主治
补益肝肾△△△	肝肾亏虚之头晕耳鸣、腰膝酸软、阳痿
收敛固涩△△△	遗精滑精、遗尿尿频、崩漏、月经过多、大汗不止、体虚欲脱

【用法用量】煎服，5~10g。急救固脱可用 20~30g。

【使用注意】素有湿热而致小便淋漓涩痛者，不宜应用。

桑螵蛸

【歌诀记忆】甘咸性平桑螵蛸，固精缩尿肝肾归；

补肾助阳阳痿功，遗精滑精尿频消。

【性味归经】甘、咸，平。归肝、肾经。

【功效主治】

功效	主治
固精缩尿△△	遗精滑精、遗尿尿频、白浊
补肾助阳△	肾虚阳痿

【用法用量】煎服，6~10g。

【使用注意】助阳固涩，故阴虚多火、膀胱有热而小便频数者忌用。

金樱子

【歌诀记忆】酸甘涩平话金樱，固精缩尿尿频急；

涩肠止泻久痢良，滑精崩带遗尿停。

【性味归经】酸、甘、涩，平。归肾、膀胱、大肠经。

【功效主治】

功效	主治
固精缩尿止带△△	遗精滑精、遗尿尿频、带下
涩肠止泻△	久泻久痢

【用法用量】煎服，6~12g。

海螵蛸

【歌诀记忆】咸涩性温海螵蛸，归肝肾经有功效；

固精止带止血酸，外用收湿除疮疹。

【性味归经】咸、涩，温。归脾、肾经。

【功效主治】

功效	主治
固精止带△△△	遗精滑精、带下
收敛止血△	崩漏下血、肺胃出血、创伤出血
制酸止痛△	胃痛吐酸
收湿敛疮△	湿疮湿疹、疮疡多脓

【用法用量】煎服，6~12g；散剂酌减。外用适量。

莲 子

【歌诀记忆】莲子甘平补涩佳，固精止遗效甚捷；
　　　　　　养心安神益肾良，补脾止泻久泻用。

【性味归经】甘、涩，平。归脾、肾、心经。

【功效主治】

功效	主治
益肾固精止带△△△	遗精滑精、带下
补脾止泻△△	脾虚泄泻
益肾养心△△	心悸失眠

【用法用量】煎服，10~15g，去心打碎用。

芡 实

【歌诀记忆】芡实甘涩入肾脾，益肾固精强腰膝；
　　　　　　健脾除湿兼止泻，虚实带下常用药。

【性味归经】甘、涩，平。归脾、肾经。

【功效主治】

功效	主治
健脾止泻△△△	脾虚久泻
益肾固精△△△	肾虚遗精、遗尿
除湿止带△△△	带下

【用法用量】煎服，10~15g。

椿 皮

【歌诀记忆】椿皮味苦涩寒属，清热燥湿带下疗；

收敛杀虫止崩漏，涩肠功擅治泻痢。

【性味归经】苦、涩，寒。归大肠、肝经。

【功效主治】

功效	主治
清热燥湿，收敛止带△△△	赤白带下
止泻△△	久泻久痢、湿热泻痢
止血△	崩漏经多、便血痔血
杀虫△	蛔虫病、疥癣

【用法用量】煎服，6~9g。外用适量。

【使用注意】脾胃虚寒者慎用。

鉴别比较记忆

药物	同	异		
		药用部位	发汗（发散表邪）	止汗（敛肺固表）
麻黄	其为同一植物来源，均可止汗	地上草质茎	+++	—
麻黄根		地下根及根茎	—	+++

药物	同	异	
		清肺降火、收敛止血	滋肾
五倍子	味酸收敛，均具有敛肺止咳、敛汗止汗、涩精止遗、涩肠止泻	++	—
五味子		—	++

药物	同	异	
		固涩力	补肾助阳
海螵蛸	固精止遗	+++	—
桑螵蛸		++	++

药物	同	异
		除湿止带
芡实	益肾固精、补脾止泻、止带、补中兼涩	+++
莲子		++

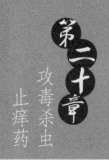

第二十章 攻毒杀虫止痒药

雄　黄

【歌诀记忆】雄黄有毒消疮癣，解毒杀虫疗蛇咬；
　　　　　　祛痰截疟平喘满，切忌火煅用之安。

【性味归经】辛，温。有毒。归肝、大肠经。

【功效主治】

功效	主治
解毒，杀虫△△△	痈肿疔疮、湿疹疥癣、蛇虫咬伤
祛痰△	小儿喘满咳嗽
截疟△	疟疾

【用法用量】入丸散服，0.05~0.1g。外用适量，研末敷，香油调搽或烟熏。

【使用注意】内服宜慎，不可久服。外用不宜大面积涂擦及长期持续使用。孕妇禁用。切忌火煅。

硫　黄

【歌诀记忆】硫黄酸温归大肠，解毒杀虫止痒良；
　　　　　　善除虚喘与便秘，补火助阳阳痿除。

【性味归经】酸，温。有毒。归肾、大肠经。

【功效主治】

功效	主治
外用解毒杀虫疗疮△△△	疥癣、湿疹、阴疽疮疡
内服补火助阳通便△	阳痿、虚喘冷哮、虚寒便秘

【用法用量】炮制后入丸散服，1.5~3g。外用适量，研末敷或加油调敷患处。

【使用注意】阴虚火旺者及孕妇忌服。

--- 白　矾 ---

【歌诀记忆】白矾酸涩归肝肠，收湿止痒杀虫功；
　　　　　　内服止血又化痰，涩肠止泻能退黄。

【性味归经】酸、涩，寒。归肺、脾、肝、大肠经。

【功效主治】

功效	主治
外用解毒杀虫，燥湿止痒△△△	湿疹瘙痒、疮疡疥癣
内服止血，止泻，化痰△	便血、吐衄、崩漏、久泻久痢、痰厥癫狂痫

【用法用量】入丸散服，0.6~1.5g。外用适量，研末撒布、调敷或化水洗患处。

【使用注意】体虚胃弱及无湿热痰火者忌服。

--- 蛇床子 ---

【歌诀记忆】蛇床子性辛苦温，入肾小毒外用可；
　　　　　　杀虫止痒兼燥湿，温肾壮阳强根本。

【性味归经】辛、苦，温。有小毒。归肾经。

【功效主治】

功效	主治
杀虫止痒△△	阴部湿痒、湿疹、疥癣
祛风燥湿△△	寒湿带下、湿痹腰痛
温肾壮阳△	肾虚阳痿、宫冷不孕

【用法用量】内服，3~9g。外用适量，多煎汤熏洗或研末调敷。
【使用注意】阴虚火旺或下焦有湿热者不宜内服。

蟾　酥

【歌诀记忆】蟾酥辛温归心经，痈疽用之功效灵；
　　　　　　开窍醒神祛暑湿，辟秽消积止疼功。
【性味归经】辛，温。有毒。归心经。
【功效主治】

功效	主治
解毒，止痛△△	痈疽疔疮、咽喉肿痛、癌肿、瘰疬痰核
开窍醒神△△	痧胀腹痛、神昏吐泻

【用法用量】多入丸散服，0.015~0.03g，研细。外用适量。
【使用注意】有毒，内服慎勿过量。外用不可入目。孕妇忌用。

蜂　房

【歌诀记忆】千疮百孔是蜂房，药性甘平归胃经；
　　　　　　攻毒杀虫痈疽癣，祛风止痛功效良。
【性味归经】甘，平。归胃经。
【功效主治】

功效	主治
攻毒杀虫△△	痈疽疮毒、喉痹牙痛、绦虫病、蛔虫病
祛风止痛△△	风湿痹痛、牙痛、风疹瘙痒

【用法用量】内服，3~5g。外用适量，研末用油调敷；或煎水漱口；或熏洗患处。

鉴别比较记忆

药物	同	异			
		解毒疗疮	杀虫、燥湿、祛痰、截疟	杀虫止痒	补火助阳通便
硫黄	解毒杀虫，外用治疥癣、恶疮、湿疹	++	—	+++	++
雄黄		+++	+++	++	—

药物	同	异		
		止痒	温肾壮阳	清热利湿
蛇床子	止痒	散寒燥湿、杀虫	+	—
地肤子		清热利湿	++	++

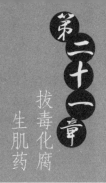

第二十一章 拔毒化腐生肌药

升 药

【歌诀记忆】升药有毒慎过量，拔毒去腐仅外用；
　　　　　　腐肉不去新难生，痈疽溃后脓不出。

【性味归经】辛，热。有大毒。归肺、脾经。

【功效主治】

功效	主治
拔毒去腐△	痈疽溃后，脓出不畅、腐肉不去、新肉难生

【用法用量】外用适量，只供外用，不能内服，且不用纯品，而多配煅石膏外用。用时研极细粉末，干掺或调敷，或以药捻蘸药粉使用。

【使用注意】有大毒，外用亦不可过量或持续使用。外疡腐肉已去或脓水已尽者不宜用。

砒 石

【歌诀记忆】砒石剧毒辛热属，外用杀虫祛腐长；
　　　　　　内服截疟平痰喘，寒痰哮喘疟疾无。

【性味归经】辛，大热。有大毒。归肺、肝经。

【功效主治】

功效	主治
外用攻毒杀虫，蚀疮去腐△	瘰疬、顽癣、牙疳、痔疮、腐肉不脱之恶疮
内服劫痰平喘，截疟△	寒痰哮喘、疟疾

【用法用量】内服，0.002~0.004g；或入丸散服。外用适量，研末撒敷。宜作复方散剂或入膏药、药捻用。

【使用注意】剧毒，内服宜慎。外用亦应注意，以防局部吸收中毒。孕妇忌服。不可作酒剂服。忌火煅。

炉 甘 石

【歌诀记忆】收湿敛疮炉甘石，明目退翳眼疾治；
皮肤湿疮用之平，点眼吹喉不服食。

【性味归经】甘，平。归肝、胃经。

【功效主治】

功效	主治
解毒明目退翳△	目赤翳障
收湿止痒敛疮△△△	溃疡不敛、湿疮湿疹、眼睑溃烂

【用法用量】外用适量，研末撒布或调敷、水飞点眼、吹喉。一般不内服。

【使用注意】宜炮制后用。

硼 砂

【歌诀记忆】硼砂咸凉归肺胃，口舌生疮咽痛良；
清肺化痰热咳疗，清热解毒翳障用。

【性味归经】甘、咸，凉。归肺、胃经。

【功效主治】

功效	主治
外用清热解毒△△△	咽喉肿痛、口舌生疮、目赤翳障
内服清肺化痰△△	痰热咳嗽

【用法用量】内服，1.5~3g；或入丸散服。外用适量，研极细末干撒或调敷患处；或化水含漱。

【使用注意】以外用为主。内服宜慎。

药材中文名拼音索引

185